Dorothea Siegle
Wolfgang Schmidbauer (Hg.)

»Wenn Sie wüssten, wie ich wirklich bin«

Dorothea Siegle
Wolfgang Schmidbauer (Hg.)

»Wenn Sie wüssten, wie ich wirklich bin«

Therapeuten erzählen aus ihrer Praxis

50 Geschichten

Mit Illustrationen von
Michel Streich

PSYCHOLOGIE HEUTE
BELTZ

MIX
Papier | Fördert gute Waldnutzung
FSC® C089473
FSC www.fsc.org

Dieses Buch ist erhältlich als:
ISBN 978-3-407-86897-8 Print
ISBN 978-3-407-86898-5 E-Book (EPUB)

1. Auflage 2025

Werderstraße 10, 69469 Weinheim
service@beltz.de

Illustration: Michel Streich
Lektorat: Dorothea Bühler
Umschlaggestaltung: Favoritbüro, München
Bildnachweis: Plainpicture p1541m2357162

Herstellung und Layout: Sarah Veith
Satz: PublikationsAtelier, Weiterstadt
Druck und Bindung: Beltz Grafische Betriebe, Bad Langensalza
Beltz Grafische Betriebe ist ein Unternehmen mit finanziellem Klimabeitrag (ID 15985-2104-1001).
Printed in Germany

Weitere Informationen zu unseren Autor:innen und Titeln finden Sie unter: www.beltz.de

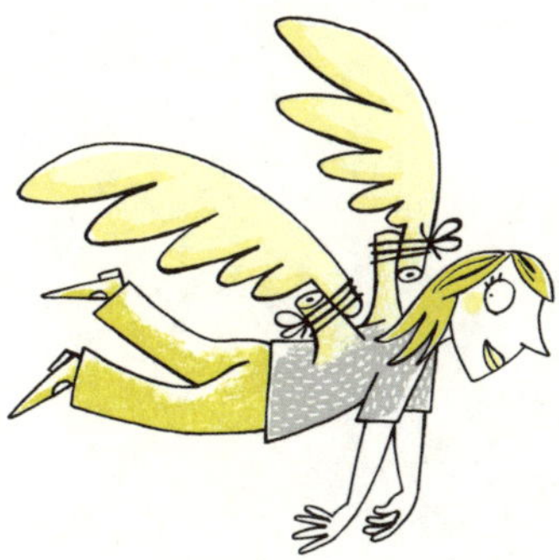

Inhalt

Wenn Sie wüssten, wie ich wirklich bin…

... in Beziehungen 111

... in der Familie 163

... bei Beschwerden aller Art 205

Vorwort

Jeden Monat berichtet ein Psychotherapeut aus seiner Praxis – »Therapiestunde« heißt die beliebte Rubrik in der Zeitschrift *Psychologie Heute*. Dorothea Siegle ist Chefredakteurin des Magazins, Wolfgang Schmidbauer ist Psychoanalytiker, schreibt seit Jahrzehnten für die Zeitschrift und hat viele Beiträge auch für die Therapiestunden-Rubrik verfasst. Beide sind sie Herausgeber dieses Buchs und hier im Gespräch: über mürrische Patientinnen, Kontaktabbruch zwischen Kindern und Eltern – und über das Hören und Erzählen von Geschichten.

Siegle: Können Sie sich an Ihre erste Sitzung, die Sie alleine als Therapeut abgehalten haben, noch erinnern?

Schmidbauer: Ja, ich kann mich noch erinnern.

Siegle: Was ist da passiert?

Schmidbauer: Ich habe damals als blutiger Anfänger eine Selbsterfahrungsgruppe vom Studentenwerk in München geleitet. Ich war frischgebackener Diplompsychologe, und eine Teilnehmerin aus der

Gruppe wollte danach noch weiter mit mir sprechen und ihre Konfliktlage schildern. Und daraus ist meine erste Therapie geworden. Das war, bevor ich überhaupt eine ordentliche Ausbildung hatte.

Siegle: Bevor sie Psychoanalytiker wurden?

Schmidbauer: Ja, ich war nur Diplompsychologe und habe natürlich keine Werbung gemacht für mich als Therapeut. Aber ich wollte ihr die Bitte auch nicht abschlagen. Und so haben wir ein halbes Jahr lang zusammengearbeitet.

Siegle: Das war aber ja mutig von Ihnen, so ganz ohne Ausbildung.

Schmidbauer: Ja, das war so 1968 oder 69, da war man halt noch mutiger als heute *(lacht)*.

Siegle: Gehen wir einmal an den Beginn einer Therapie: Nehmen wir den Fall, ein Klient oder ein Paar kommt zu Ihnen, und Sie mögen ihn oder die beiden nicht. Was tun?

Schmidbauer: Das nehme ich zur Kenntnis und versuche herauszufinden, ob er mich an irgendjemanden erinnert, der mir unsympathisch war. Und bei Paaren ist es ja auch sehr hilfreich: Das ist dann oft auch etwas, was nicht nur mir unsympathisch ist, sondern auch dem Partner oder der Partnerin. Dann kann ich mich besser einfühlen.

Ich versuche natürlich, meinen Eindruck nicht an meinem Gegenüber auszulassen, und dazu ist die Begrenzung und Sicherheit in der Analysestunde ein gutes Mittel. Mein Motto ist immer: Ich kann nicht alle Menschen mögen, aber ich kann mich für alle interessieren.

Siegle: Sie erzählen in Ihrer Therapiestunde »Am Ende der Anpassung« von einer mürrisch-abweisenden Patientin und schreiben: »Ich entdeckte damals, dass ich ein Herz für negativistische Klientinnen habe« (Seite 237). Wie kommt es dazu?

Schmidbauer: Meine Mutter war eine herzensgute, aber auch sehr kritische Person. Sie hat ihre Söhne eher durch Kritik als durch Lob auf den richtigen Weg zu bringen gesucht. Ich glaube, ich habe mich ganz gut daran gewöhnt. Und wenn ich spüre, dass jemand eigentlich etwas will, aber immer diese Enttäuschungsprophylaxe betreibt, weckt das meinen Sinn für Humor. Und ich habe dann das Gefühl, ich kann die Wärme produzieren, die mein Gegenüber nicht an sich ranlässt.

Siegle: In einer anderen Therapiestunde erzählen Sie von einem Paar, bei dem es zu Handgreiflichkeiten gekommen ist (Seite 121). Gelingt es Ihnen immer, sich moralischer Urteile zu enthalten?

Schmidbauer: Bestimmt nicht. Das gelingt ja keinem Menschen. Viele Paare, bei denen Gewalt eine Rolle spielt, kommen nach dem ersten Gespräch nicht mehr wieder. Weil ich immer sage, dass Gewalt den Kontext sprengt, nicht integriert werden kann und letztlich auch kein Gegenstand von Verstehen und Empathie sein sollte, sondern eigentlich etwas ist, wofür die Polizei zuständig ist. Wenn das Paar das akzeptieren kann, dann bleiben die auch.

Siegle: Der Titel unseres Buches lautet ja »Wenn Sie wüssten, wie ich wirklich bin«, eine Anlehnung an ein Zitat aus einer Therapiestunde von Sandra Knümann (Seite 221). Erschrecken Sie noch über Äußerungen Ihrer Patientinnen und Patienten? Oder sind Sie noch erstaunt?

Schmidbauer: Erschrecken – ich weiß nicht. Aber Überraschung. Und auch so eine Art Kummer und Trauer über das, was mit Menschen alles passieren kann.

Siegle: In einer Therapiestunde, die »Der Rollentausch« heißt (Seite 101), erzählt Thorsten Padberg, ein Verhaltenstherapeut aus Berlin, davon, wie eine Klientin immer wieder versucht, das Thema von sich weg und zum Therapeuten hin zu lenken, und Fragen zum Leben des Therapeuten stellt. Wie viel erzählen Sie in solchen Fällen von sich selbst?

Schmidbauer: Ich erzähle schon manchmal von mir, eigentlich immer mit so einem Schuss Ironie. Wenn ich die Rückmeldung der Patienten anschaue, ist es so, dass die mich für eher distanziert halten, während ich den Eindruck habe, dass ich im Vergleich zu meinen Analytiker-Kolleginnen und -Kollegen eher freimütig bin. Aber das, was ich von mir persönlich preisgebe, sollte halt auch für den Patienten in irgendeiner Form nützlich sein. Wobei – wenn es einen gewissen Unterhaltungswert hat, dann finde ich das schon auch nützlich. Also eine meiner flapsigeren Maximen im Leben lautet: Wenn man den Menschen schon nicht helfen kann, dann soll man sie wenigstens nicht langweilen *(lacht)*.

Siegle: In den Therapiestunden, die wir versammelt haben, geht es oft darum: Wie kann ich meinem Vater verzeihen? Oder: Wie kann ich loslassen von der unglücklichen Ehe, die hinter mir liegt? Welche Rolle spielen Verzeihen und Loslassen bei Ihnen in den Analysen?

Schmidbauer: Ich würde sagen: eine ganz wichtige Rolle. Gleichzeitig ist es eines der unergründlichen Geheimnisse, dass es manchen Menschen einfach gut gelingt, ihre Eltern loszulassen und zu denken: Ja, die haben halt versucht, es so gut zu machen, wie sie konnten, und haben natürlich Fehler gemacht und mir vielleicht auch in mancher Hinsicht geschadet. Aber ich muss mich damit nicht mehr beschäftigen. Und dann gibt es andere, die denken, sie müssten das ihren Eltern unbedingt noch sagen. Die reisen mit einem Riesenkoffer an nicht ausgesprochenen, ungeklärten Erwartungen bei jedem Elternbesuch an und in der Regel mit einem noch schwereren Koffer wieder ab. Das allmählich in ein entspannteres Verhältnis zu bringen, ist, glaube ich, eine ganz wichtige Aufgabe von Psychotherapie. Es geht ja letztlich in der Analyse immer darum, dass man sich mit den gereiften seelischen Kräften des Erwachsenen die Konflikte, die man als kleines Kind hatte und nicht bewältigen konnte, noch einmal anguckt und sagt: So war das damals. Aber es muss heute nicht mehr so sein. Das gelingt oft – aber manchen Menschen gelingt es eben nicht.

Siegle: Liegt es an der Schwere der Erfahrung?

Schmidbauer: Nein, ich glaube, es liegt vor allem an der Unberechenbarkeit der Erfahrung. Wenn die Eltern nur schlecht waren und dem Kind ganz wenig gegeben haben, dann ist das Kind eigentlich nicht geneigt, sich noch stark mit den Eltern zu beschäftigen. Aber wenn die Eltern hohe Erwartungen an das Kind hatten, sich manchmal große Mühe gegeben haben, das aber nicht durchhalten konnten, dann auch schwerstenttäuscht waren, das Kind wieder entwertet haben – also Zuckerbrot und Peitsche. Das ist etwas, was es einem sehr schwer macht, die Eltern loszulassen. Weil man immer diese beiden Bilder der guten, alles erfüllenden Mutter und der schlechten, alles vernichtenden gespeichert hat. Und diese Bilder spielen in den Beziehungen, die man als Erwachsener eingeht, eine Rolle.

Siegle: Ist für Sie ein Kontaktabbruch zwischen Kindern und Eltern ein Scheitern?

Schmidbauer: Ich denke, es ist ein Verlust, aber es ist oft das kleinere Übel. Und das ist ja nun charakteristisch für die Entscheidungen des Erwachsenenlebens, dass die Suche nach dem kleineren Übel viel wichtiger wird als die Suche nach der großen, erfüllenden Liebesbeziehung. Also: Wie kann ich mit dem unvollkommenen Partner, mit den unvollkommenen Eltern so umgehen, dass das Gute in der Beziehung möglich bleibt und ich mich von dem Schlechten distanziere? Das wäre eher mein Ziel. Aber wenn das nicht erreichbar ist, finde ich es berechtigt, den Kontakt abzubrechen, und halte von einem moralischen Standpunkt gar nichts. Trennung ist besser als eine schlechte Beziehung. Und eine gute Beziehung ist besser als Trennung oder Verlust. Es ist eigentlich gar nicht so kompliziert.

Siegle: In den Therapiestunden dieses Buches geht es auch häufig um körperliche Symptome. In Ihrer Geschichte über eine Migränepatientin (Seite 210) schreiben Sie: »Psychosomatische Symptome haben etwas Unergründliches. Genau gesehen sind alle Symptome schwer zu ergründen, und unser Wissen über ihr Kommen und Gehen bleibt wohl immer provisorisch. Aber psychosomatische Symptome sind unergründlicher als alle anderen.« Warum ist das so?

Schmidbauer: Weil eben das Körperliche auch eine Rolle spielt und man nicht sicher sein kann, ob wir genügend Kenntnisse über Physiologie haben. Wenn jemand zum Beispiel nach einer banalen Infektion müde, müde, müde ist. Und gleichzeitig hat er auch noch eine Lebenskrise, weil er irgendwas studiert hat, was sein Papa will, aber er vielleicht nicht. Dann kann man natürlich diese Krise analysieren und denken: Seine Müdigkeit hat etwas mit dieser Krise zu tun. Aber wie sich heute durch die Forschung herausgestellt hat, kann auch eine banale Virusinfektion langfristige Folgen haben. Deshalb ist es nicht so einfach, auf einer psychosomatischen Deutung zu bestehen. Es gibt eben auch den organischen Aspekt. Und es ist wichtig, dieses Unergründliche zu respektieren – dass man auf einer existenziellen Ebene nicht weiß, ob man dem Ganzen mit den Mitteln der Psychologie beikommen kann.

Wenn eine Patientin eine Chemotherapie macht und möchte unterstützend eine Psychotherapie absolvieren, dann ist das eine wichtige Aufgabe von Psychotherapeutinnen. Aber es ist etwas ganz anderes, als zu sagen: Wenn du hier mitarbeitest, dann wird der Krebs nicht wiederkommen, oder du wirst geheilt. Das ist einfach Unsinn. Und die Praxis lehrt mich auch, dass eine Patientin sagt: »Ich will die Migräne behalten und die Therapie beenden.« Und auch das ist eine ehrenwerte Entscheidung, würde ich sagen.

Siegle: Wie wichtig ist es für Ihre Arbeit, dass ein Patient sprachfähig ist, seine Situation also genau beschreiben kann?

Schmidbauer: Wenn Patientinnen gut erzählen können und man sich die Sachen vorstellen kann, über die sie reden, ist das sehr angenehm. Und natürlich ist es für eine Gesprächstherapie oder das analytische und dynamische Arbeiten wichtig, dass jemand Gefühle und Situationen schildern möchte. Aber ich finde es nicht anstrengend, Leute auszufragen, und richte mich nach der Welt des Patienten. Es gibt Männer, die einfach komplett in ihrem Beruf zu Hause sind, und wenn man die nicht von dieser beruflichen Welt erzählen lässt, dann sind die stumm und können auch nichts mit der Therapie anfangen. Aber wenn man sich dafür interessiert, dann blühen die auf, und es wird interessant.

Man kann indes nicht leugnen, dass es Unterschiede in der Sprachfähigkeit gibt, und ich erinnere mich an Therapiesitzungen, nach denen ich ein schlechtes Gewissen hatte, weil ein Patient oder eine Patientin so eloquent waren und so gut erzählen konnten, dass ich dachte: Eigentlich ungerecht, dass ich jetzt das Honorar bekomme, wo ich so gut unterhalten worden bin. Aber in der Bilanz gleicht es sich aus: Bei manchen muss man richtig ackern, damit man Kontakt kriegt, und bei anderen muss man nichts machen, und es läuft.

Siegle: Merken Sie nach all den Jahren gleich, wenn eine Patientin versucht, Sie zu manipulieren?

Schmidbauer: Nein. Wenn mich jemand geschickt manipuliert, werde ich das vermutlich nie erfahren *(lacht).*

Siegle: Aber es ist auch nicht Ihr Fokus, oder?

Schmidbauer: Nein. Ich habe einen guten Freund, der ist Strafverteidiger, und es ist sehr interessant, wie unterschiedlich unsere Sichtweisen sind. Er hat mir manchmal Straftäter geschickt, die psychische Probleme hatten, und ich habe dann festgestellt, dass sein Urteil – zum Beispiel über deren Verlässlichkeit in der Therapie – viel treffender war als meines. Er konnte die besser einschätzen als ich. Als Therapeut ist man halt darauf getrimmt, Vertrauen in das Gute im Menschen zu haben. Und als Strafverteidiger ist man darauf getrimmt, misstrauisch zu sein und immer zu denken, dass andere versuchen, einen zu beeinflussen. Als Therapeut ist man manipulierbar und fällt auch auf geheuchelte Empathie rein. Das ist unvermeidlich.

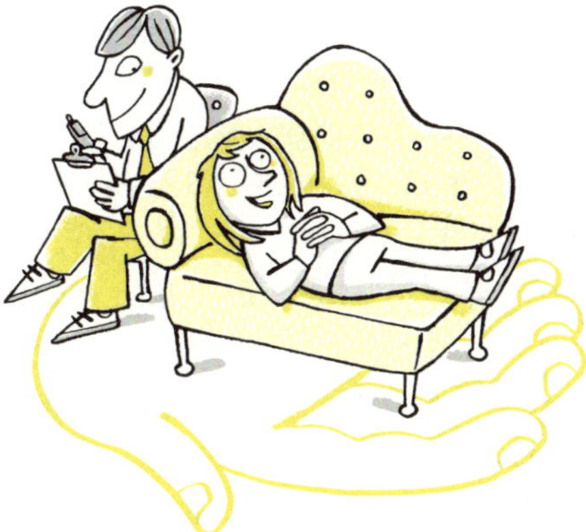

Siegle: Wenn eine Therapie zu Ende geht und Sie sich verabschieden – trauern Sie dann auch ein wenig, weil ein Mensch aus Ihrem Leben verschwindet?

Schmidbauer: Ja, schon. Aber ich mache auch kein offizielles Ende, sondern sage: »Jetzt beenden wir die Zusammenarbeit. Und wenn Sie denken, ich kann Ihnen irgendwann noch mal nützlich sein, dann können Sie sich ruhig wieder melden.« So bleibt das Ende etwas offener.

Siegle: Stefan Junker schreibt in seiner Therapiestunde »Engel sei Dank« (S. 259), wie er als junger Therapeut versuchte, eine Frau mit schwerer Depression zu behandeln. Ich möchte hier nicht vorgreifen und verrate nur so viel: Am Ende muss er feststellen, dass der Frau jemand ganz anderes hilft als er selbst. Junker schreibt: »Psychotherapie ist keine Aneinanderkettung von Werkzeugen, die es gilt, in der richtigen Reihenfolge anzuwenden. Im Kern ist Psychotherapie ein Beziehungsangebot.« Sehen Sie das auch so?

Schmidbauer: Ja, natürlich. Und der Kollege hat zwar einen Misserfolg verbucht, aber eine wunderbare Geschichte gewonnen, die für das therapeutische Leben lehrreich bleibt. Es ist ja ein geschichtenerzählender und geschichtenhörender Beruf. Und außerdem sollte man sich ja nicht einbilden, dass die psychotherapeutische Technik das Einzige ist, was Menschen hilft. Das Hilfreichste ist immer das Leben als solches, da sind wir alle nur kleine Arbeiter im Steinbruch des Lebens. Es gibt große Ereignisse, die Veränderung viel mehr beschleunigen. Wie bei einer Patientin, die sagte: »Ja, Herr Schmidbauer, das war ja schön und gut. Wir haben jetzt ganz viele Jahre über meine sexuelle Problematik gesprochen, aber das hat mir längst nicht so viel genützt wie der Mann, den ich jetzt kennengelernt habe und der endlich ein selbstbewusster Mann ist – so was hatte ich noch nie. Aber vermutlich hätte ich eine solche Beziehung ohne unsere Arbeit auch nicht ausgehalten.« Damit muss man sich abfinden: letztlich die Unwissenheit über das Unbewusste zu ertragen, oder?

Persönliche Daten und alle Einzelheiten, die Klientinnen und Klienten erkennbar machen könnten, wurden in allen Beiträgen verändert.

… im Leben

»Ich brauche ein Freudetraining«

Eigentlich sei alles gut, meint die Klientin, aber es fehle die Freude in ihrem Leben. Der Psychotherapeut Andreas Knuf kann ihr helfen: mit Kichererbsen.

»Kann man auch nur für ein paar Stunden zu Ihnen kommen?«, fragt mich Frau E. am Telefon. »Natürlich kann man das«, sage ich, und wir verabreden uns zum Erstgespräch in vierzehn Tagen. Als wir dann zusammensitzen, erzählt mir die Mittvierzigerin, dass sie in ihrem Leben eigentlich gut zurechtkomme. Ihr gefalle ihre Arbeit, und mit ihrem Mann und ihren zwei jetzt pubertierenden Söhnen sei es zwar nicht immer einfach, aber eigentlich hätten sie es gut miteinander. Und dann sagt sie: »Aber irgendwie macht das Leben keinen Spaß. Ich kann mich gar nicht richtig freuen. Wenn was Schönes passiert, kann ich das gar nicht genießen, sondern habe gleich die nächste Aktion im Kopf. Ich glaube, ich bräuchte ein Freudetraining.«

Als wir weitersprechen, wird mir klar, wie genau sich Frau E. beobachten kann und wie viele Gedanken sie sich schon über sich gemacht hat. Sie weiß genau, dass sie nicht depressiv ist, und sie ist es tatsächlich nicht. Sie weiß auch, dass es ihr nicht helfen würde, sich was Gutes zu tun, sich mal wieder einen Wellnesstag zu gönnen oder Ähnliches. Sie merkt, dass sie die Fähigkeit zur inneren Freude verloren hat. Sie erzählt davon, wie stark ihre Sehnsucht danach ist, wie ein Kind das Leben genießen zu können. Sie berichtet vom staunenden Blick ihrer damals noch kleinen Söhne und von ihren Überlegungen, ein drittes Kind zu bekommen. »Wenn ich ehrlich bin, wollte ich ein drittes Kind, weil ich mich noch mal anstecken lassen wollte von diesem kindlichen Glück.«

Wir lassen uns Zeit für eine »Freudenbiografie« und erkunden, was sie in ihrer Lebensgeschichte über Freude gelernt hat. Dabei finden wir heraus, dass sie aus einem recht freudlosen Elternhaus stammt. Ihre Eltern waren ziemlich gut darin, zu arbeiten, Geld zu verdienen und sich um ihre Kinder zu kümmern. »Aber lachen hab ich meine Eltern selten gesehen. Sie waren irgendwie fast immer so ernst und kontrolliert. Ausgelassen waren sie nur, wenn sie etwas getrunken hatten.« Wenn sie als Kind lustig oder ausgelassen war, gab es Sprüche wie »Dir geht's wohl zu gut« oder »Freu dich ja nicht zu früh«. Heute beobachtet sie bei sich selbst eine seltsame Dynamik: Sobald es ihr wirklich gut geht, kommen sofort andere Gefühle hinzu, die die Freude überdecken, nämlich Scham und Angst. Ich erzähle ihr, dass das oft vorkommt. Viele Menschen blicken beispielsweise beschämt zu Boden, wenn sie gelobt werden, oder sie

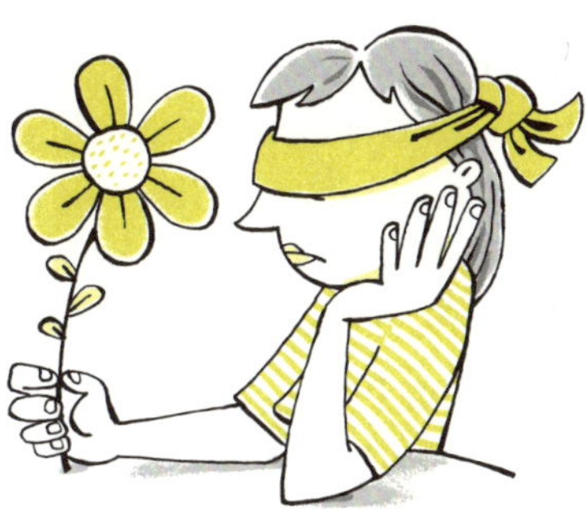

bekommen Angst, dass das Schöne sofort ein Ende findet, wenn sie es zu sehr genießen.

Am Ende unseres ersten Gesprächs schlage ich Frau E. eine Übung vor, ich nenne sie »Die Kichererbsenübung«. Dazu kauft sie sich eine Packung Kichererbsen, sie könnte auch kleine Steinchen nehmen, und füllt eine Handvoll in eine Hosentasche. Sobald es während des Tages einen Anflug von Freude gibt, tut sie eine Kichererbse von der einen Hosentasche in die andere. Am Abend kann sie dann schauen, wie viele Kichererbsen zusammengekommen sind, und sich erinnern, in welchen Situationen die angenehmen Empfindungen aufgetaucht sind.

Als sie dann zum nächsten Gespräch kommt, erzählt sie, dass ihr die Kichererbsenübung geholfen habe. Abends seien oft zwanzig oder dreißig Kichererbsen in der anderen Hosentasche gewesen, aber länger dauerndes Wohlbefinden habe sie doch nicht erlebt. Immer wenn sie so einen Anflug von tiefer Zufriedenheit erfahren habe, habe sie diese nämlich nicht genossen, sondern sei gleich zur nächsten Aktivität übergegangen. So habe sie eine E-Mail mit einer sehr freudigen Nachricht bekommen, und statt innezuhalten und der angenehmen Empfindung nachzugehen, habe sie sofort die nächste E-Mail geöffnet. Abends habe sie dann wie nebenbei ihrem Mann von der positiven Nachricht erzählt. Wir stellen fest, dass ihre Söhne sie früher nicht nur mit ihrer kindlichen Freude angesteckt haben, sondern sie auch zum Innehalten »gezwungen« haben.

Wir haben etwas Wichtiges herausgefunden: Angenehme Empfindungen kommen bei Frau E. von allein, es gibt genug freudvolle Ereignisse und Begebenheiten in ihrem Alltag. Sie ist durchaus auch empfindungsfähig, sie nimmt das aufkommende Wohlbefinden ja wahr. Aber irgendetwas in ihr bremst sie, es wahrzunehmen und zu genießen. Als wir dem nachgehen, zeigt sich, dass sie Grundüberzeugungen hat wie: »Wie es mir geht, spielt keine Rolle.« »Das hab ich gar nicht verdient.« Als sie diese Sätze ausspricht, kommen ihr die Tränen. Sie sieht, dass es einen Anteil in ihr gibt, der gar nicht möchte, dass es ihr gut geht. Und sie gewinnt einen Abstand dazu, was sich befreiend anfühlt.

Wir planen den nächsten Schritt, nämlich für die angenehmen Empfindungen und freudvollen Gefühle offener zu werden und sie mehr zuzulassen. Dazu setzen wir die Kichererbsenübung fort. Diesmal bitte ich sie, jedes Mal, wenn sie eine Kichererbse in die andere Hosentasche tut, sich Zeit zu lassen, um die Empfindung wahrzunehmen. Zum nächsten Gespräch kommt sie freudestrahlend. Sie berichtet, sie habe sehr schöne vierzehn Tage erlebt. Es sei ihr oft möglich gewesen, innezuhalten und die angenehme Empfindung und Freude zu genießen, Scham und Angst seien nur manchmal aufgetaucht. Im letzten Gespräch habe sie irgendwie die Erlaubnis bekommen, dass es ihr gut gehen dürfe.

Insgesamt haben wir uns nur zu drei Gesprächen getroffen. Frau E. hat wichtige Anregungen bekommen, mit denen sie ihr »Freudetraining« vielleicht gut allein weiterführen kann. Möglicherweise wird sie sich in einigen Wochen wieder bei mir melden, weil die zugrunde liegenden Grundüberzeugungen und Elternbotschaften doch stärker sind oder weil sie wieder in den Strudel der Alltagsbetriebsamkeit gerutscht ist. Das wissen wir nicht, jetzt aber sind wir beide erst mal zufrieden über diese schnellen Schritte. So einfach und fließend kann psychologische Beratung auch manchmal sein.

Andreas Knuf

Das Dorfgeheimnis

Seit Frau Schmitt einen neuen Vorgesetzten hat, erlebt sie Panikattacken im Büro. Michael Broda versucht herauszufinden, was der Auslöser dafür sein könnte.

Es brauchte einige Sitzungen, bis Frau Schmitt Vertrauen zu mir aufbauen konnte. Sie kam in unsere Praxis, weil sie am Arbeitsplatz als Sachbearbeiterin in einem großen Betrieb diffuse Panikgefühle mit Atemnot erlebte. Sie habe sich mehrmals kurzfristig krankgemeldet – dies habe es bei ihr in all diesen Jahren noch nicht gegeben. Wir sprachen also über ihren Job, ihre Vorgesetzten, ihre immer hinfälliger werdenden Eltern, ihre innere Stimme, keine Fehler machen zu dürfen und keinesfalls aufzufallen.

Als Verhaltenstherapeut habe ich gelernt, mir Situationen genau und quasi wie mit der Lupe anzusehen: Was ging dem Symptom voraus, was spielte sich im Kopf ab, wie reagierte das Umfeld? In welchen Situationen taucht das Symptom nicht auf? Eigentlich konnte Frau Schmitt auch unter Stress gut arbeiten, war bei Kolleginnen und Kollegen beliebt und oft zuständig für die gute Atmosphäre am Arbeitsplatz. Im Verlauf der Exploration wurde jedoch deutlich, dass ein neuer Vorgesetzter die Angewohnheit hatte, sich manchmal hinter ihren Schreibtischstuhl zu stellen und ihr über die Schulter zu blicken – dies konnte als ein Auslöser der Panikattacken identifiziert werden. Also: Was für Gedanken kommen bei ihr hoch, wie reagiert sie emotional und physiologisch? Gedanken waren zunächst nicht klar zu identifizieren, die Gefühlslage war völlig diffus, die Physiologie spielte verrückt. Meine Frage: »Kennen Sie solche Gefühle bei sich, tauchen da Erinnerungen aus Ihrer Kindheit oder Jugend auf?« Ich bat sie, die Augen zu schließen und mir zu berichten, was auftauchte. Sie begann plötzlich schwer zu atmen und zu zittern.

Auf meine Frage, was sie gerade sehe, sagte sie: »Eine Scheune, am Boden, ich bin ein junges Mädchen, er liegt auf mir.« Zunächst hole ich sie wieder zurück: »Sie sind hier und in Sicherheit, Sie sind erwachsen und stark.« Sie beruhigt sich, will sich entschuldigen. Ich mache ihr klar, dass sie etwas mit sich herumträgt, was ihr in der Form nicht bewusst zu sein scheint, was aber möglicherweise mit ihren Panikzuständen zusammenhängt. Wir explorieren vorsichtig und behutsam die Bilder – immer mit der Bitte, kurz die Hand zu heben, wenn es ihr zu viel wird, damit ich nicht weiterfrage. Sie fängt stockend an, von Erinnerungen zu berichten – es tauchen etwa zehn Jahre ältere Mitschüler aus dem Dorf auf, die sie umringten und sie einem ihrer Mitschüler als »Mutprobe« anboten. Immer mehr Details kamen hoch – ich rundete die Sitzung ab mit der Zusicherung, dass ich alles aufgeschrieben hätte und wir in der nächsten Stunde diese Erinnerungen wieder aufgreifen könnten. Wir besprachen, dass sie sich bei einschießenden Bildern oder Träumen bei mir melden könne. Zum Schluss sagte sie: »Ich hatte das alles ganz vergessen und nie mit jemandem darüber gesprochen!« Die nächsten Sitzungen waren mit immer mehr Details gefüllt: Sie war über Monate hinweg von dem Mitschüler fast täglich nach der Schule vergewaltigt und penetriert worden – anfangs noch mit einer Gruppe von zusehenden Schülern, später allein mit dem

Täter. Sie wurde plötzlich mit Gerüchen und Geräuschen konfrontiert, die alles wieder lebendig werden ließen.

Wir tauchten mehr und mehr in die Erinnerungen ein, ließen die Emotionen hochkommen und baten dann in der Erinnerung die erwachsene Frau Schmitt hinzu, um sie zu fragen, was sie jetzt als Erwachsene machen würde. »Das Mädchen wegreißen, in Sicherheit bringen und den Jungen vertreiben.« Sie hatte sich bis dahin selbst schuldig gefühlt – in der Ansicht, sie hätte es verhindern können, wenn sie sich mehr gewehrt hätte.

Der Perspektivwechsel half ihr, die Schuldfrage eindeutig zu beantworten: Sie als Erwachsene hatte keinen Zweifel daran, dass die kleine Schülerin keine Schuld traf. Dabei wurde deutlich, dass sie bis heute eine sehr defensive Haltung zu Sexualität hat und manche Berührungen und Annäherungen ihres Mannes sehr schwer ertragen kann. Einen Zusammenhang mit ihrer Biografie hatte sie bis dahin noch nie gesehen.

Im Verlauf der Gespräche gab es noch eine andere Komplikation: Sie hatte sich als Kind als eher nicht beachtet erlebt. Da beide Elternteile berufstätig waren, ging sie nach der Schule meist zu den Großeltern. Doch niemand kümmerte sich richtig um sie, sie lief »so nebenher«. In dem Zusammenhang mit dem Täter erinnerte sie sich aber auch an ein Gefühl der Wichtigkeit – endlich sei sie als schüchternes Mädchen wahrgenommen worden und sei für jemanden von Bedeutung gewesen. Die Eltern hatten sie immer zu den Großeltern abgeschoben, sie habe nichts getaugt, ihre Schulnoten seien schlecht gewesen, sie habe sich hauptsächlich mit sich selbst beschäftigt, Freundinnen habe es kaum gegeben. Strafen, ausgeschimpft werden, das machen zu müssen, was ihr gesagt wurde – das waren ihre Erinnerungen an diese Zeit. Und plötzlich hatte sie Bedeutung für jemanden – sie wurde mit ihrer Scham konfrontiert: Wie darf es sein, dass so ein Gefühl bei diesen Taten auch auftaucht – sie hasste sich aktuell dafür. Auch hier war wichtig, die Erwachsene anzusprechen und sie klar benennen zu lassen, dass es Aufgabe der Eltern gewesen wäre, sie zu validieren, ihr ein Selbstbewusstsein zu vermitteln und ihr eine Wichtigkeit als Kind zu geben, und dass sie sich für die damaligen Gefühle als Kind überhaupt nicht zu schämen brauche.

Dieser ständige Perspektivwechsel half ihr, immer besser zu differenzieren, welches die Gefühle des kleinen verletzten Mädchens waren und wie eine Einordnung in ihrer Sicht als Erwachsene aussah. Sie machte gute Fortschritte und erkannte, dass die Auslösesituation am Arbeitsplatz in ihr das gleiche Gefühl der Hilflosigkeit und des Ausgeliefertseins wie in der Scheune wachrief. Sie recherchierte weiter und sprach damalige Mitschülerinnen und vermutete Zeitzeuginnen und -zeugen an. Dabei stieß sie auf ein Dorfgeheimnis, das von allen vertuscht und verschwiegen wurde: dass nämlich viele der gleichaltrigen Schülerinnen von dieser Tätergruppe vergewaltigt wurden, Erwachsene nicht hinsehen wollten oder die Meinung hatten, dass dies normal sei. Dies schockierte sie einerseits, gab ihr andererseits aber die Sicherheit, dass sie damit nicht allein war, aber als Einzige den Mut aufbrachte, dies aufzudecken.

Wir waren in der letzten Phase der Therapie (circa zwanzigste Sitzung), als sie ganz dringlich einen vorgezogenen Termin erbat – es sei etwas passiert. Sie habe den Täter am Samstag im Baumarkt gesehen – er habe sie zunächst nicht bemerken wollen. Auf dem Parkplatz habe sie ihn dann sehr aufgewühlt angesprochen, ob er sich nicht entschuldigen wolle. Er meinte, dass er sich für nichts entschuldigen werde, er sei schließlich auch von der Gruppe vergewaltigt worden. Dies war für meine Patientin ein unglaublicher Schlag: Der Täter war plötzlich auch Opfer – also wie sie. Wo sollte sie mit der Wut nun hin? Kann er doch eigentlich nichts dafür? Als sie dann noch mitbekam, dass einer der anderen Täter sich vor zwei

Jahren suizidiert hatte, konnte sie ihre Gefühle kaum mehr sortieren. Durfte sie, die sie ein eigentlich ganz normales Leben, verheiratet und mit wunderbaren Kindern, führt, eine Wut auf die Täter entwickeln, die offensichtlich mit dem Leben nicht klarkamen?

In der Sitzung bewunderte ich zunächst ihren Mut, dass sie den Täter angesprochen und konfrontiert hatte; dass sie all ihre gespürte Ohnmacht überwinden konnte und selbst die Initiative unternahm. Wir arbeiteten auch heraus, dass die Frage, was dieser selbst erlebt hatte, keinerlei Rechtfertigung für die Taten sein könne und sie zu Recht ihre Wut und Ohnmacht spüren dürfe. Diese Ohnmacht hatte jedoch durch die Konfrontation mit dem Täter deutlich abgenommen und das ließ Platz für das Aufkeimen von Stärke und Mut. Sie hatte erfahren, dass sie zum einen nicht alleiniges Opfer im Dorf war und dass sie zum anderen – auch wenn die Taten nicht rückgängig gemacht werden können – auf ihr Leben, ihre Familie und ihren Mut nachzuforschen stolz sein kann.

Michael Broda

»Wegstecken und vorwärtsschauen«

Ein junger Klient in der verkehrspsychologischen Therapie bleibt unbeteiligt-freundlich – bis der Therapeut die Geduld verliert.

Ein Schrank von einem Mann kommt in meine psychotherapeutische Praxis. Er setzt sich hin und beantwortet freundlich meine Fragen. Als verkehrspsychologischer Therapeut empfange ich nur sehr selten Frauen. In der Regel sind meine Klienten Männer, die eher unfreundlich-distanziert in die erste Therapiestunde kommen. Meistens haben sie bereits mehrere schwere Verkehrsdelikte begangen und wurden dann in einer Begutachtung als charakterlich problematisch für eine Teilnahme am Straßenverkehr eingestuft. Diese Klienten zeigen meistens keine Behandlungsmotivation und halten die verordnete Therapie – in der Regel sind dies zehn bis fünfzehn Sitzungen – für reine Geldmacherei, was sie auch (meist nonverbal) deutlich zum Ausdruck bringen.

Nichts Unfreundliches kommt mir bei diesem jungen Mann entgegen, eher eine gewisse Unsicherheit und Schüchternheit. In der ersten Therapiestunde informiere ich mich über die Verkehrsvorgeschichte und die Lebenssituation. Er gibt freundlich, wenn auch etwas einsilbig Auskunft: Er ist vierundzwanzig Jahre alt, von

Beruf Zimmermann, und er lebt mit seiner Freundin zusammen. Ihm wurde wegen zwei massiver Geschwindigkeitsüberschreitungen der Fahrausweis provisorisch entzogen.

Ich mache eine kleine Aufstellung mit Spielfiguren auf dem Tisch, wobei ich den jungen Mann in drei Rollen aufstelle: als Verkehrsdelinquent, als Begutachteter und als Klient in der Therapie. Ich stelle noch andere Figuren hinzu: die Gutachterin, einen Behördenvertreter, den Therapeuten. Anhand dieser Aufstellung kann der Klient erkennen, dass er nicht Opfer von behördlicher Willkür ist, sondern der Verursacher einer Straftat.

In der zweiten Sitzung gehe ich auf die beiden Verkehrsdelikte ein. Ausgerüstet mit Messband und einer Tabelle zur Berechnung von Reaktions- und Bremsweg gehen wir nach draußen und simulieren dort eine Gefahrensituation: »Stellen wir uns vor, Sie fahren achtzig Stundenkilometer anstatt der erlaubten fünfzig, und plötzlich taucht ein Fußgänger aus dem Nichts auf der Fahrbahn auf: Wie sieht das aus? Was sind die Konsequenzen?« Der Klient gibt sich beeindruckt: »Das habe ich mir so nie gedacht … das ist wirklich gefährlich.« Dennoch leuchtet bei mir am Ende der zweiten Sitzung ein Warnsignal: Das verläuft so reibungslos, emotionslos, alles so nett und freundlich – irgendwie bin ich nicht zufrieden.

In der dritten Sitzung versuche ich, auf die persönlichen Hintergründe einzugehen, die zu den Verkehrsdelikten geführt haben. Der Klient bleibt bei seiner freundlichen einsilbigen Grundhaltung. Ich beginne die Geduld zu verlieren, und am Ende der vierten Sitzung werde ich dann deutlich: »Nein, so mache ich nicht weiter. Ich habe Sie mehrmals aufgefordert, aktiv mitzumachen, mir zu sagen, was und wie Sie denken, nur so kommen wir vorwärts. Aber Sie bleiben bei Ihren knappen freundlichen Antworten: Ja … nein … ich weiß nicht.« Ich beende die Therapie und lade den Klienten ein, mich anzurufen, wenn er die Therapie fortsetzen beziehungsweise endlich beginnen will: »Aber dann müssen Sie was erzählen können aus Ihrem Leben, sonst geht das nicht!« Etwas verunsichert, aber immer noch recht freundlich verabschiedet sich der Klient.

Zwei Monate später sein Anruf: »Ich möchte die Therapie fortsetzen.« Ich frage nach: »Aber haben Sie jetzt etwas zu berichten?« Er bejaht und erscheint tatsächlich zur nächsten Sitzung mit guten Absichten: Er begrüßt mich wieder freundlich, setzt sich hin, kramt aus seiner Hosentasche einen Zettel, faltet ihn auf und beginnt zu lesen: »5.45 – der Wecker läutet – aufstehen, duschen, Frühstück – 6.20 aus dem Haus – 7 Uhr Arbeitsbeginn – Vorbereiten des Materials für die Baustelle – Beladen des Anhängers – 8 Uhr Abfahrt ...« Ich bin verunsichert: »Entschuldigen Sie, aber was machen Sie da?« Der Klient schaut mich verdutzt an. »Ich erzähle etwas aus meinem Leben ... so wie Sie das verlangt haben.« »Ah ja, alles klar, machen Sie weiter.«

Ein bedeutender Teil der Verkehrsdelinquenten, die ich in meiner Praxis empfange, sind Männer mit komplexen Lebenserfahrungen. Sie haben gelernt, schwierige Lebensereignisse zu bewältigen, indem sie sie »wegstecken« und »vorwärtsschauen«, »nur nicht darüber reden«. Ihre therapieferne Einstellung ist eine große Herausforderung für mich. Es gilt, achtsam zu sein für den Zwischenraum: Wo tut sich eine Lücke auf für therapeutisches Arbeiten?

Und so eine Lücke taucht auf der Liste des Klienten um 13.30 Uhr auf: »Termin beim Anwalt.« Ich frage nach: »Ah, Termin beim Anwalt ... geht es da um Verkehrsgeschichten?« »Nein, das ist was anderes.« »Um was geht es denn, wenn ich fragen darf?« »Ich hatte ein Problem mit der Polizei.« Beim genaueren Nachfragen stellt sich heraus, dass dieser freundliche junge Mann ein Fan des FC Basel ist und anlässlich eines Fußballspiels in einer großen Schlägerei mit einer anderen Fangruppe mitgewirkt hat. In der Exploration dieses Vorfalles berichtet er, dass dies so eine Art Hobby sei.

»Tor!«, juble ich innerlich. Jetzt geht es darum, diese günstige Ausgangssituation zu nutzen: Was sind die Motive, die meinen Klienten dazu bewegen, die Fußballspiele als Bühne für gewalttätige Auseinandersetzungen zu nutzen? Gibt es Parallelen zum Autofahren mit stark überhöhter Geschwindigkeit?

Als Psychodramatiker denke ich immer sofort szenisch und daher verwickle ich den Klienten in eine Skulpturarbeit: »Da müssen wir etwas genauer hinschauen. Wir machen ein kleines Experiment, und vielleicht gibt uns das etwas Klarheit. Stehen Sie doch bitte auf, und wir stellen uns nun vor, dass wir in einer Skulpturensammlung sind, in einem großen Museum. Viele Statuen sind in diesem Raum, und hier steht eine ganz spezielle Statue … nämlich eine Statue für Sie als Fußballfan. Stellen Sie sich doch bitte mal da hin als Statue, und versuchen Sie auszudrücken, wie das aussieht: als Fußballfan im Moment der Auseinandersetzung mit einer anderen Fangruppe.« Der Klient zeigt in seiner Rolle als Statue eine stolze, kämpferische Figur. Ich markiere den Standort dieser Skulptur mit einem Kissen und bitte den Klienten, sich wieder auf den Besprechungsstuhl zu setzen.

Ich kommentiere: »Wenn ich mir diese Statue vorstelle, die wir da mit einem Kissen markiert haben, dann sehe ich eine Statue, die so etwas vermittelt wie Freude, Stärke, Macht, Zusammengehörigkeit. Sehen Sie das auch so?« »Ja, es ist ein geiles Gefühl.« »Ja, geil ist vielleicht ein treffendes Wort. Und was wäre das Gegenteil? Wenn wir uns eine Statue vorstellen, die das Gegenteil ausdrückt – was würden wir da sehen?« »Ich weiß es nicht, Langeweile oder so.« »Wollen Sie es mal versuchen: so eine Statue darzustellen, die das Gegenteil ausdrückt?« Der Klient zeigt eine zweite Skulptur, in der ich Hilflosigkeit und Mutlosigkeit sehe.

Die nächsten Therapiesitzungen waren endlich »therapeutisch«: Wir haben exploriert, wo diese Hilflosigkeitsstatue ihren Ursprung hat – vermutlich in der Kindheit. Der Klient erinnerte sich an oft wiederkehrende Konfliktszenen seiner Eltern: er allein in seinem Zimmer, wo er versucht, möglichst nicht mitzubekommen, wie sich Vater und Mutter laut und schlimm beschimpfen. Wir konnten auch eine Verbindung skizzieren zum unangemessenen Verkehrsverhalten und Bewältigungsstrategien entwickeln.

Welch einen großen Umweg musste er nehmen, um mir etwas von sich zu erzählen! Nach zwölf Therapiestunden wurde diese verkehrspsychologische Intervention beendet, der Klient hat in der Folge das Fahreignungsgutachten mit positivem Ergebnis absolviert.

In guter Erinnerung bleiben mir seine Worte zur Verabschiedung am Ende der letzten Stunde: »Vielen Dank für alles, und auch meine Freundin lässt Sie herzlich grüßen.« »Oh, vielen Dank, wie komme ich denn zu dieser Ehre?« »Sie sagt, sie sei sehr froh, dass ich in Therapie gegangen bin. Sie meint, seither spreche ich auch mehr mit ihr.«

Roger Schaller

In den Augen der anderen

Ein Student mit irakischen Wurzeln attackiert einen Fremden. Woher kommt seine Wut?

Hashim, jetzt vierundzwanzig Jahre alt, ist das Kind irakischer Eltern. Er ist noch dort geboren, lebt aber seit zwei Jahrzehnten in unserem Land. Er spricht ein makelloses Deutsch, der Vater eine eher holprige Version, die Mutter nahezu kein Wort. Er studiert Physik und ist als Werkstudent bei einem großen Zulieferer der Luftfahrtindustrie angestellt – und macht einen weit überdurchschnittlich intelligenten Eindruck. Früher hätte man Hashims Gestalt anmutig genannt: Seine perfekt getrimmten Haare und der kurz geschnittene Bart unterstreichen sein gepflegtes Äußeres. Der Körper macht einen muskulösen und dennoch »leiblosen« Eindruck. Hashim ist im Wortsinn zuvorkommend, freundlich und ganz »undeutsch« mit seinen Respektsbezeugungen mir, dem Älteren und Arzt, gegenüber.

Schon in den ersten Sitzungen betont er immer wieder, wie wichtig in seinem Umfeld ein beeindruckendes Äußeres als Mann sei. Er sei zu dürftig, schmächtig und so für seinesgleichen verachtenswert und eigentlich nicht ernst zu nehmen. Er habe einfach zu wenig Masse. Ich frage ihn, seit wann er so denke. »Schon lange«, ist seine Antwort. Seit er wisse, wie entscheidend dies sei. Er sei sehr temperamentvoll und etwas »paranoid«. Wenn er lange angeguckt werde, werde er erst unsicher, dann aggressiv und reagiere oft »scharf«. Seine Wut, die ein Grund für die Therapie war, begreife ich erst einmal als die typisch testosterongesteuerte Form einer spätjugendlichen Depression. Und als Ausdruck seiner unvollständigen positiven Besetzung seiner Männlichkeit.

Wir sprechen viel über seine männlichen Vorbilder, den Vater und seine drei älteren Brüder. Von Letzteren wurde er kujoniert und bewusst an der Teilhabe am normalen Leben deutscher Jugendlicher gehindert.

Auch der Vater kann als Totalausfall bei der Ausbildung eines tragfähigen Selbstwertgefühls angesehen werden. Eine der beiden Grundvoraussetzungen dafür sind Wert zuweisende Beziehungen. Der Vater war jedoch ein Loser, Kiffer, Tunichtgut und notorischer Fremdgänger, der Hashim mit der beschädigten und gekränkten Mutter allein ließ und an ihm kaum Interesse zeigte, sodass Hashim »auf der Mutter hängen blieb« und tief im Inneren mehr mit ihrer Schwäche als mit irgendeiner lebensgestaltenden »phallischen« Kraft identifiziert war. Hashims Körper blieb lange das Schlachtfeld seiner inneren Kämpfe. Ein zwischenzeitlicher Versuch der Behandlung mit Antidepressiva scheiterte kläglich: Entweder waren sie unwirksam oder machten ihn studierunfähig müde.

Hashim bemerkte früh seine der Familie überlegene Intelligenz, die aber keinen wirklich interessierte. Schon früh schwor er sich, seine familiären Verhältnisse hinter sich zu lassen. So wurde ich zu seiner Brücke in dieses erträumte Leben: »Herr Doktor, Sie sind der einzige Deutsche, von meinen Arbeitskollegen abgesehen, mit dem ich Kontakt habe. Wir bleiben unter uns, auch weil wir das wollen. Ich möchte aber ein gutes Leben haben, ohne all die Zwänge.« Eine Art Übertragungsheilung entstand. Ich wurde ein Stück zu

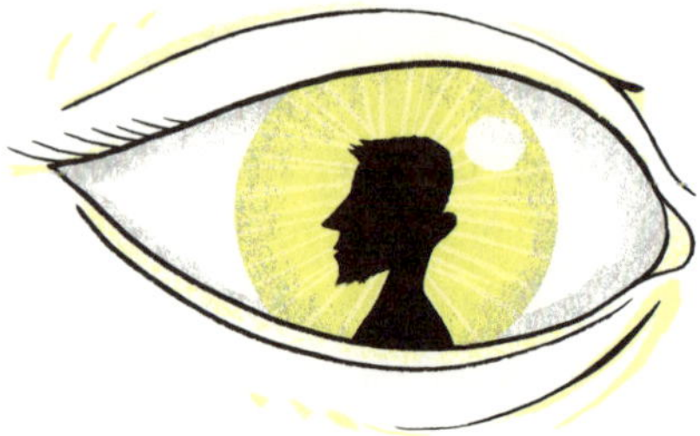

dem Vater, den er nie hatte, konnte Persönlichkeitsanteile spiegeln, die in seiner Kindheit und Jugend ungesehen geblieben waren. Zum ersten Mal war sein Erfolg nicht egal, sondern er hatte den Wunsch, mich nicht zu enttäuschen. Und er hatte in mir jemanden, der an ihn glaubte und ihn schätzte.

Das stärkte ihn erst einmal – er bestand wieder schwierige Klausuren. Das Ganze blieb aber weiter sehr fragil, weil es eben auch nur eine geliehene Stärke war. Ich versuchte, ihm diesen Aspekt unserer Beziehung zu verdeutlichen, sodass er anfangen konnte zu betrauern, was ihm an männlicher Zuwendung gefehlt hatte. Trauer ist bestenfalls Aneignung des Verlorenen, aber auch des Nie-Gehabten.

Durch unseren therapeutischen Prozess motiviert, setzte er sich an eine ambitionierte Bachelorarbeit, die er mit großem Enthusiasmus abschloss. Lange musste er voller positiver Erwartung auf das Ergebnis warten – und dann dies: Er hatte sich daran gewöhnt, sich der »Herren- und Köterrasse«, ich war ja auch einer davon, unterlegen zu fühlen, aber diese Demütigung durch einen deutschen Tutor schwarzafrikanischer Herkunft bei der schlechten Beurteilung seiner Arbeit, was sein Hineinkommen in das Masterprogramm und damit seine erträumte Zukunft infrage stellte, war zu viel für ihn. Diese Umkehrung seiner inneren gesellschaftlichen Hackordnung war unerträglich. Er wachte am Morgen nach der Notenmitteilung auf und barst vor Wut.

Auf dem Weg zu einem Supermarkt begegnete ihm ein Mann, von dem er sich falsch angesehen fühlte und der auf Hashims kurze Frage, was das solle, lapidar mit irgendeinem slawischen Akzent antwortete. Noch so ein »Unterling«, der sich erdreistet, dachte er. Dann schlug Hashim erbarmungslos zu. Der Mann ergriff die Flucht und konnte sich Gott sei Dank ohne großen Schaden retten.

Wir sahen zusammen in seinen Abgrund. Mich nervte die Nonchalance seiner Erzählung. Die innere Begründung für seinen Gewaltausbruch schien ihm ausreichend und moralisch tragfähig. Das Schwierige seines Handelns war ihm nur in den eventuellen negativen Konsequenzen zugänglich, er war noch ganz gefangen in seinem inneren Koordinatensystem einer bewusstseinsbreiten Beleidigung, die jede Reaktion erlaubt. Unsere Beziehung war immerhin tragfähig genug, dass er schonungslos darüber reden konnte. Vielleicht war seine Kälte ja auch nichts anderes als die Abwehr einer überbordenden Scham.

Wir versuchten, dieses Desaster gerade bezüglich unserer Beziehungsgefühle aufzuarbeiten. Nach einigem Hin und Her fragte ich ihn, ob er denn nicht wenigstens der negativen Beurteilung durch den Universitätstutor ein freundlich-unterstützendes Verhältnis zu sich selbst entgegensetzen könne. Nein, wie die anderen ihn sähen, das sei er, nichts anderes, nicht mehr und nicht weniger. Dann gäbe es ihn ja nur in den Augen der anderen, erwiderte ich, gar nicht aus sich selbst heraus. Er schüttelte ungläubig den Kopf. Ein Gefühl für sich selbst schien ihm so unbekannt zu sein wie die abgewandte Seite des Mondes. Stattdessen waren in ihm nur Unruhe und eine rastlose Suche nach »Selbst-Bestätigung« im Äußeren.

Ich hatte die zweite Hälfte eines funktionierenden Selbstwertgefühls »vergessen«: ein gut ausgeprägtes Selbst-Gefühl. Er hatte kein Selbst, es fehlte die Zellmembran der Psyche, die auswählt, zurückweist, filtriert und verarbeitet, was sie trifft. Alles ging ohne Filter hinein – und auch heraus. Statt eines funktionierenden Selbst also dieses hyperinflationierte Ich, das alles mit potenzieller Kränkung, Hass als gescheiterter Liebe und Gegenwehr beantwortete. Kein innerer Raum, um auf Abstand und mit sich in Verhandlung zu treten. Ich hätte ihn schütteln können, empfand aber Mitleid mit ihm und seinem prekären Inneren.

Er erzählte, wie leblos seine Mutter sei. Sie reagiere nur mit »Füttern«, das heißt dem Anbieten von Essen, auf ihn, nie ein differenzierter Kontakt, in dem er sich als zusammen mit ihr in einem Wir hätte wahrgenommen fühlen können. Er mache ihr keinen Vorwurf, sie sei wohl ziemlich depressiv und der unglücklichste Mensch, den er kenne. Wir waren hinter der netten Fassade angekommen und dort war erst einmal: nichts. An diesem Nichts galt es, in den verbliebenen Sitzungen zu arbeiten.

Sein Ich beziehungsweise Selbst hatte nie eine Chance, sich an einem lebendigen Du zu finden.

Burkhard Hofmann

Der Anfang vom Ende

Als die Therapeutin anregt, die Behandlung zu beenden, zaubert die Klientin ein Problem nach dem anderen aus dem Hut. Was hat ihre längst verstorbene Mutter damit zu tun?

Als ich anfing, therapeutisch zu arbeiten, war ich achtundzwanzig Jahre alt. Ich hatte einen Universitätsabschluss in Psychologie in der Tasche und mehrere Berufspraktika und die Ausbildung zur systemischen Therapeutin hinter mir. Ich war bereit für meine ersten Klientinnen und Klienten. Nur eine Sache war hinderlich: Ich sah so jung aus, dass ich sogar beim Lottospielen meinen Ausweis vorzeigen musste. Zu meinen ersten Klienten zählten Marion und ihr Mann Peter, beide in ihren Sechzigern, also mehr als doppelt so alt wie ich. Ich kann mich noch gut an ihren ungläubigen Blick erinnern, als ich ihnen die Tür zu meiner Praxis öffnete. Wären sie nicht so verzweifelt und weniger höflich gewesen und hätten sie nicht der Empfehlung eines anderen Kollegen vertraut, sie hätten sicherlich auf dem Absatz kehrtgemacht. Nach Anfangsplaudereien (»Haben Sie Ihre Praxis schon lange?«) fingen wir an, gemeinsam an ihren Problemen zu arbeiten, und sie schienen über meine Fragen und Interventionen mein Alter bald zu vergessen.

Im Laufe der folgenden Sitzungen sprachen Marion und Peter Themen an, die sie bewegten, über die sie zuvor aber nie zu sprechen gewagt hatten. Sie kamen einander wieder näher. Anstatt sich nach Missverständnissen frustriert voneinander zurückzuziehen, fanden sie Mittel und Wege, sich auszusprechen. Ihr Vertrauen ineinander wuchs. Sie begannen, sich als Paar noch einmal neu zu entdecken. Der therapeutische Auftrag war bald erfüllt, denn das Ziel des Paares, wieder Freude miteinander zu haben, schien nach ein paar Sitzungen erreicht. Sie waren froh, ich war froh, die Therapie konnte also beendet werden. Aber immer wenn ich meinen Eindruck formulierte, brachte Marion ein weiteres drängendes Problem vor. »Ich bin noch nicht so weit! Es gibt noch so viel zu klären.« Auch Peter war der Meinung, dass die Therapie nicht mehr notwendig war, während Marion darauf bestand, weitere Termine zu vereinbaren.

Verunsichert wandte ich mich an meinen Supervisor, einen erfahrenen Kollegen, mit dem ich meine Fälle besprach: »Alle Probleme sind gelöst und meine Klientin will einfach nicht aufhören. Was mache ich falsch?«

Er stellte mir ein paar Fragen zum Therapieverlauf und fragte dann unvermittelt: »Was wissen Sie eigentlich über die Beziehung Ihrer Klientin zu ihren Eltern?« »Ihre Mutter ist gestorben, als Marion zwölf Jahre alt war. Zu ihrem Vater hatte sie kein enges Verhältnis. Sie war in ihrer Kindheit ziemlich einsam.« Mein Supervisor nickte. »Vielleicht holt sich Marion bei Ihnen die emotionale Unterstützung, die sie in ihrer Kindheit vermisst hat. Man könnte auch sagen, Sie sind derzeit Marions Ersatzmutter.«

»Aber Marion ist doppelt so alt wie ich! Das macht doch keinen Sinn, sie könnte meine Mutter sein.« Er lächelte. »Das spielt bei Übertragungsprozessen keine Rolle. Es sieht so aus, als ob Sie derzeit das Opfer einer positiven Mutterübertragung sind.«

Übertragung ist eigentlich ein Begriff, der aus der Psychoanalyse stammt. Freud ging davon aus, dass aus der Kindheit stammende Gefühle, Erwartungen oder Wünsche, die einst den Eltern galten, später auch auf andere Personen übertragen werden können. Beispielsweise dann, wenn eine fünfundsechzigjährige Frau in ihrer achtundzwanzigjährigen Therapeutin die Mutter sieht, die sie nicht erneut verlieren möchte. Plötzlich ergab alles Sinn – dass Marion sich wie ein kleines Mädchen über ein Lob von mir freute und dass sie auf meine Anregung, die Therapie zu beenden, ein Problem nach dem anderen aus dem Hut zauberte, um die Therapie zu verlängern. Eine Last fiel von mir ab: Ich hatte nichts falsch gemacht oder ineffizient gearbeitet. Und auch mein Alter und mein jugendliches Aussehen waren im Grunde irrelevant. Denn auch für weitaus ältere Klientinnen konnte ich eine Mutter- oder Vaterfigur sein – je nachdem welche Assoziationen oder Gefühle ich auslöste und was meine Klienten gerade brauchten, um sich weiterzuentwickeln.

Mein Supervisor unterbrach meine Gedanken. »Sie haben offensichtlich ein stabiles Vertrauensverhältnis etabliert. Sie bieten Ihrer Klientin eine sichere Bindung an, die sie durch den frühen Tod ihrer Mutter nicht lange genug genießen konnte. Vertrauen Sie dem Prozess. Vertrauen Sie Ihrer Klientin. Es geht im therapeutischen Prozess nicht nur darum, die akuten Probleme zu bearbeiten. Es geht auch darum, einen sicheren Beziehungsrahmen zu bieten und emotional bedürftige Klienten so weit nachzubeeltern, dass sie im Laufe der Zeit lernen, sich selbst zu versorgen. Diese neuen, gesunden Bindungserfahrungen sind mitunter sogar entscheidender als alles andere.«

In den folgenden Sitzungen hörte ich auf, vom Ende der Therapie zu sprechen. Stattdessen begleitete ich Marion nun bewusst dabei, den Verlust ihrer Mutter zu verarbeiten. Denn hinter der Muttersehnsucht verbarg sich tiefer Schmerz, den sie seit ihrer Kindheit unterdrückt hatte. Marion erkannte, welche Auswirkungen der frühe Tod ihrer Mutter auf ihr gesamtes Leben und nicht zuletzt auch auf ihre Ehe gehabt hatte: »Wenn die alte Traurigkeit mich überfällt, fühle ich mich mutterseelenallein und werde wütend auf Peter, obwohl er gar nicht wissen kann, was in mir vorgeht.« Als sie zu weinen begann, stand Peter auf und nahm sie in den Arm.

Es war, als ob der alte Bann gebrochen war, ein neuer, positiver Kreislauf konnte entstehen: Marion fing an, ihre Gefühle zuzulassen und sie in Worte zu fassen, sodass Peter sie besser verstand. Und während Peter sich bemühte, liebevoller auf seine Frau einzugehen und sie zu trösten, gelang es Marion mit der Zeit immer besser, sich selbst zu beruhigen.

Und dann – nach weiteren sieben Monaten – teilte Marion mir mit, dass sie finde, dass sie nun genug Therapie gemacht habe und dass sie zu fünfundneunzig Prozent sicher sei, dass sie den weiteren Weg auch ohne mich gehen könnten. Wir vereinbarten auf ihren Wunsch ein halbes Jahr später noch eine Abschlusssitzung, in der ich erfuhr: Alles war gut gelaufen. Es waren keine weiteren Probleme mehr aufgetreten, die die beiden nicht allein lösen konnten.

»Wir sind froh, dass es uns wieder so gut miteinander geht«, sagte Peter und Marion nickte. »Sollte etwas schieflaufen, können wir dann wiederkommen?«, fragte sie mich beim Abschied. »Na klar!«, beruhigte ich sie. »Ich bin aber ziemlich sicher, dass Sie zwei alles gut allein meistern werden.«

Marion und Peter brauchten keine weitere Sitzung mehr. Aber die folgenden Jahre nahm Marion sich meist kurz vor Weihnachten die Zeit, mir ein paar Zeilen zu schreiben, der Tenor war stets: »Es geht uns gut.«

Noch heute, mehr als zwanzig Jahre später, denke ich von Zeit zu Zeit an Marion, die mich gelehrt hat, dass Klienten alles Mögliche in ihre Therapeutinnen hineinprojizieren, um bisher Ungeklärtes aufzuarbeiten. Im Laufe der Zeit habe ich viele – auch negative – Übertragungen erlebt, ich bekam die Rolle der fordernden Mutter oder des strengen Vaters zugeteilt, ich wurde idealisiert und habe enttäuscht, genauso wie einst die jeweiligen Eltern. Wichtig und heilsam war in allen Fällen, dass alte Konflikte und Sehnsüchte im sicheren Rahmen der therapeutischen Beziehung bearbeitet werden konnten.

Marion half mir schon als junge Therapeutin zu verstehen, dass Therapie weit mehr ist als nur das Erfüllen eines Auftrags oder das Verfolgen eines Ziels, auch wenn dieses nie aus den Augen verloren werden sollte. Sie brachte mir bei, dass die Klientin das Tempo bestimmt und nicht die Therapeutin. Dass nicht ich die Expertin bin, sondern vielmehr die Menschen, die mir gegenübersitzen. Denn Marion war es, die dafür gesorgt hatte, dass wir die Therapie erst beendeten, nachdem wir ihren wundesten Punkt erkannt und versorgt hatten. Ich lernte, dass Geduld eine wichtige therapeutische Fähigkeit ist. Und dass ein Abschied genau so lange dauert, wie er dauert.

Sandra Konrad

Das letzte Gespräch

Irgendwann war es zu spät. Luna hat ein Treffen mit ihrem todkranken Onkel immer wieder hinausgezögert. Wie kann die Therapeutin ihr nun helfen, sich von quälenden Schuldgefühlen zu befreien?

Manchmal gibt es Erfahrungen, die wir mit unseren Patientinnen und Patienten gemeinsam haben, allerdings ohne dass diese davon erfahren. Denn in der Regel erzählen Psychotherapeutinnen und Psychotherapeuten nicht aus ihrem Privatleben. Diese Form der Zurückhaltung, die Abstinenz, beschreibt eine wichtige Grundhaltung in der psychoanalytischen Arbeit. Kurz gesagt geht es darum, dass Therapeutinnen sowohl innerhalb als auch außerhalb der Behandlung darauf verzichten, ein eigenes privates Interesse jenseits der therapeutischen Rolle zu befriedigen. So ist etwa jegliche Kontaktaufnahme für private oder berufliche Zwecke genauso untersagt wie das Eingehen von intimen Beziehungen.

Das war nicht immer so. In den Anfängen der Psychoanalyse entstanden immer wieder intime Kontakte zwischen Therapeuten und Patienten, weil man mit den schädigenden Auswirkungen noch wenig Erfahrung hatte. Es folgte eine Zeit, in der sich eine sehr strenge Auffassung von Abstinenz entwickelte. Dies führte bei manchen Analytikern zu einem kühlen, abweisenden Verhalten, welches sogar belastend für die Behandlung sein konnte. Heute versteht man Abstinenz nicht mehr als strikte emotionale oder persönliche Neutralität, sondern als technische Haltung. Damit schützen wir den therapeutischen Bereich, den Patientinnen mit all ihren Nöten, ungeklärten Konflikten und verdrängten Gefühlen brauchen, und ermöglichen die Erfahrung einer neuen, entwicklungsfördernden Beziehung. Und so kann es in seltenen Fällen auch im Sinne der Behandlung sein, dass sich die Analytikerin einmal zu erkennen gibt. So wie letztens in der Sitzung mit Luna.

Luna kenne ich seit fast drei Jahren. Ursprünglich kam sie zu mir, weil sie bereits als Kind körperliche Beschwerden entwickelt hatte, für die keine somatische Ursache gefunden wurde, die ihr Leben jedoch immer weiter einzuschränken drohten. Viel zu früh hatte sie ihren Vater verloren und war damals mit der Verarbeitung dieses Verlusts überfordert. Auch in anderen Lebenssituationen hat sich Luna als Kind oft unwohl und ausgeliefert gefühlt und darauf schließlich mit innerem Rückzug und psychosomatischen Symptomen reagiert.

Innerhalb der Therapie war es ihr erstmals möglich, ihre Gefühle, Bedürfnisse, aber auch Grenzen bewusst wahrzunehmen und ins eigene Handeln zu integrieren, sodass diese nicht mehr körperlich ausgedrückt werden mussten. Die therapeutische Arbeit gab ihr Mut und neues Selbstvertrauen, Luna erlebte eine andere Art von Beziehung, die es ihr ermöglichte, sich auf sich zu konzentrieren. Ganz allmählich schälte sie sich aus einem seelischen Korsett aus Trauer, Schuldgefühlen und vereinnahmenden Loyalitätsansprüchen seitens der Familie heraus und entwickelte eine nie gekannte Lebendigkeit und Kreativität. Vieles in Lunas Leben veränderte sich positiv, und sie bemerkte irgendwann, dass es ihr noch nie so gut gegangen sei. Dann kam eine für Luna sehr fordernde Situation, denn ein Onkel erkrankte, und es war zu erwarten, dass dieser bald versterben würde. Dies stellte sie vor eine schwierige Entscheidung: Sollte und wollte sie noch einmal Kontakt aufnehmen? Was sollte sie sagen? Wäre dies womöglich das letzte Gespräch?

Bekannte Gefühle und Gedanken wurden in Luna wach, erinnerte sie diese Situation doch unweigerlich an den frühen Verlust, den sie eben erst seelisch verarbeitet und so weit überwunden hatte, dass sie bereit gewesen war, ins eigene Leben zu gehen. Wir sprachen häufig darüber, reflektierten die aktuelle Situation, brachten diese mit der früheren in Verbindung. Eine eindeutige Entscheidung aber konnte Luna nicht treffen.

Und nun sitzt Luna vor mir, und nachdem sie mir verkündet hat, dass sie heute eigentlich nicht habe kommen wollen, fängt sie bitterlich an zu weinen. Ich ahne, was passiert ist. Es folgt ein Reigen von Selbstvorwürfen und Selbstanklagen. Warum habe sie nur so lange gewartet? Warum nicht den Kontakt gesucht? Sicher sei sie dem Verstorbenen etwas schuldig geblieben. Auch für sie selbst sei es eine verpasste Chance. Die Chance, sich bewusst zu entscheiden und nicht die Angst bestimmen zu lassen; die Chance, diesmal nicht auszuweichen und später wieder voller Reue an die verpasste Gelegenheit denken zu müssen. So hatte es Luna ja schon einmal erlebt. Und so schien es nun erneut.

Ich erlebe Luna wieder als den Teenager von damals, als ihr Vater gestorben und sie diesem Verlust ohnmächtig und allein ausgeliefert gewesen war. Und so erzähle ich Luna, wie mir etwas ganz Ähnliches widerfahren ist: von dem Verlust eines mir sehr nahen und geliebten Menschen und wie ich das letzte Gespräch, den bewussten Abschied, ebenfalls so lange hinausgezögert hatte, bis es zu spät war.

Auch ich war voller Schuldgefühle und Reue, bedauerte zutiefst, keine Gelegenheit mehr zu bekommen, das Verpasste nachzuholen.

Mich quälten ähnliche Fragen, und zunächst konnte ich nicht verstehen, warum ich mich nicht rechtzeitig gemeldet hatte. Es wäre doch möglich gewesen!

Doch offenbar gab es in mir auch eine Seite, die nicht hatte anrufen wollen und die diesem direkten und bewussten Abschied, allen guten und ehrlichen Absichten zum Trotz, aus dem Weg gehen wollte. Ich hatte den bevorstehenden Tod nicht wahrhaben wollen und mit dem Aufschieben des Telefonats die unbewusste Fantasie verbunden, auch das Unausweichliche des Endes aufschieben zu können.

Letztlich half mir dann das Verstehen meines Verhaltens, mich innerlich damit zu versöhnen. Ich konnte mich anders verabschieden und diesen Menschen lebendiger in mir behalten. Auch konnte ich anerkennen, wie ich in der übrigen Zeit für diesen Menschen da gewesen war, wir Entscheidendes miteinander geteilt hatten.

Ob ich mir trotzdem gewünscht hätte, angerufen zu haben? Ja, klar. Und das bleibt auch weiterhin so.

Diese eigene Erfahrung stelle ich Luna also zur Verfügung, die in ihrer Lebensgeschichte keine Vorbilder hatte, die Krisen durch Annahme und Auseinandersetzung bewältigten. Im Gegensatz dazu hatte ihre Mutter die eigenen Gefühle oft mit Lunas verwechselt und ihr ihre Vorstellung von einem *richtigen* Trauern übergestülpt, wodurch Luna seelisch regelrecht erstickt war. Im bisherigen Therapieprozess haben wir dies wie auch ihre Schuldgefühle und ihre Neigung, sich in schwierigen Situationen zu verlieren, lange und intensiv durchgearbeitet. Nun will ich Luna im realen Kontakt erfahren lassen, dass Fehler, Schwächen, eigene Grenzen zum Menschsein dazugehören und dass man damit umgehen und leben kann.

Im Verlauf meiner Erzählung hört Luna auf zu weinen, wird ganz aufmerksam, kommt aus ihrem inneren Rückzug hervor. Nach und nach lässt sie neue Gedanken und Gefühle zu, wird wieder zur erwachsenen Luna. Das Geschehen ähnelt der Interaktion einer Mutter mit ihrem Kind, wenn es emotional aufgewühlt ist. Indem sie empathisch das Gefühl des Kindes, etwa Trauer, aufgreift, benennt und mit ihm zusammen aushält, ohne selbst emotional davon mitgerissen zu werden, beruhigt sie das Kind. Die Intervention ermöglicht Luna so eine neue emotionale Einrahmung der eigenen Erfahrung, die sie ihre Gefühle ertragen lässt. Im weiteren Verlauf wird aus Lunas Reue Bedauern und aus den Schuldgefühlen die Anerkennung der eigenen Grenzen.

In der folgenden Woche meint Luna, dass sie die letzte Sitzung irgendwie ermutigt habe, mehr zu sich zu stehen. Auch erzählt sie mir von ihren Fantasien über mich. Ich sei greifbarer geworden, und sie fühle sich bereit, sich nun auch intensiver mit unserer therapeutischen Beziehung auseinanderzusetzen. Ein neuer Schritt für Luna.

Yasemin Soytas

Mitgefühl für einen Mörder?

Der Klient hat ein zweijähriges Kind und dessen Mutter getötet. Wie kann der Gefängnispsychologe, selbst Vater eines Kleinkindes, eine therapeutische Beziehung zu ihm aufbauen?

Ich verbringe mit den Menschen im Gefängnis seit über fünfundzwanzig Jahren mehr Zeit als mit den meisten anderen Menschen in meinem Leben. Ich bin Therapeut für die Inhaftierten und erstelle prognostische Stellungnahmen über deren zu erwartendes mögliches Verhalten in der Zukunft.

Oft werde ich gefragt, wie man für einen Kindesmörder ein positives Gefühl entwickeln kann. Kann man Mitgefühl mit einem Täter haben? Darf man das? Kann man den Täter verstehen, ohne die Tat zu rechtfertigen oder zu entschuldigen?

Herr K. verbüßte eine lebenslange Freiheitsstrafe wegen zweifachen Mordes. Er hatte im Auftrag seines Arbeitgebers dessen von ihm schwangere Geliebte und ihre gemeinsame zweijährige Tochter getötet, indem er die beiden in ihrer Wohnung mit einem Messer erstach. Hierfür sollte er von seinem Arbeitgeber achttausend Mark erhalten.

Laut Gerichtsbeschluss betrug die Mindestverbüßdauer zweiundzwanzig Jahre, da bei Herrn K. die besondere Schwere der

Schuld festgestellt wurde. Er stammte aus der ehemaligen DDR und war seit seinem zweiten Lebensjahr immer wieder in Kinderheimen, Jugendwerkhöfen und Gefängnissen untergebracht. Nach seiner Übersiedlung nach Westberlin 1988 fühlte er sich zunächst verloren, fremd und gänzlich überfordert. Das westliche System verführte ihn dazu, sich viele Dinge anzuschaffen, von denen er lange geträumt hatte, und er verschuldete sich schnell. Eine regelmäßige Arbeit fand er trotz intensiver Bemühungen lange nicht. Dann wurde ihm seine Unerfahrenheit zum Verhängnis: Er geriet an skrupellose Arbeitgeber, die ihn um seine Bezahlung prellten. Immer intensiver wurde die Angst, wegen nicht zu begleichender Schulden in einen Strudel von Verurteilungen und Inhaftierungen zu geraten und sein Leben weiter in diesmal westdeutschen Verwahrinstitutionen verbringen zu müssen.

Herr K. hatte zum Zeitpunkt des Deliktes einen Arbeitgeber gefunden, der ihm erstmalig ein Gefühl von Freundschaft vermittelte. Allerdings wurde er auch dieses Mal missbraucht. Bald war er gefangen in einem Netz materieller und emotionaler Abhängigkei-

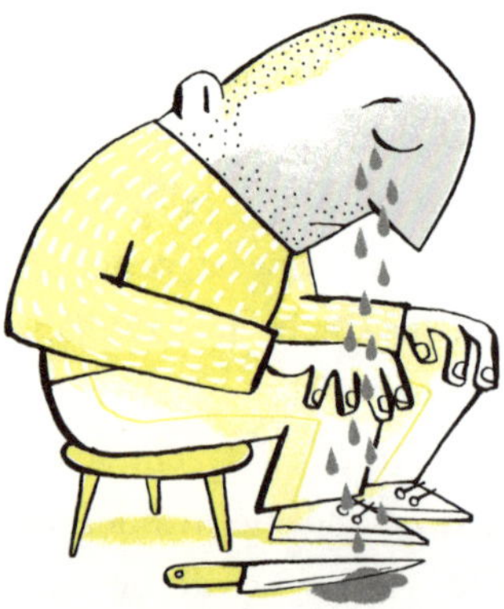

ten. Am Ende stand die Erfüllung eines Auftragsmordes für seinen Chef. Mehr noch als das Geld war für ihn dabei die Loyalität zu seinem Arbeitgeber bedeutsam, für den er zwischenzeitlich bereit war, alles zu tun, um sich dessen Zuneigung zu sichern.

Ich lernte Herrn K. in seinem zwanzigsten Haftjahr kennen und traf auf einen Menschen, versunken in eine tiefe Gleichgültigkeit und Resignation. Zu Beginn der Arbeit waren seine präzisen, kühlen Beschreibungen der Tötungen seiner Opfer zeitweise nahezu unerträglich für mich, da ich zu diesem Zeitpunkt ein Kind im gleichen Alter hatte und sich die Bilder meines Kindes und des Opfers in mir immer wieder übereinanderlegten, wenn ich die Tatortfotos aus den Ermittlungsakten und den schwer verwundeten Leib eines kleinen Kindes sah. Obwohl ich in meiner beruflichen Tätigkeit schon vieles gehört und gesehen hatte, war ich in diesem Fall unsicher, ob ich zu diesem Zeitpunkt als Vater eines Kleinkindes der Richtige für die therapeutische Arbeit mit einem solchen Täter sein könnte.

Es war klar, dass Herr K. auch gar nichts anderes erwartete als Abscheu, Abwertung und Zurückweisung seiner Person, die durch eine monströse Tat zum Monster geworden war. Ich habe schon früher die Erfahrung gemacht, dass es meinem Klienten und mir in diesen Situationen helfen kann, meine Empfindungen gegenüber dem Täter in Hinblick auf seine Tat sehr ehrlich zu offenbaren und ihm dabei zugleich zu vermitteln, dass ich weiter mit ihm als Mensch in Kontakt bleiben möchte. Entscheidend dabei ist, ob der andere dieses Interesse annehmen kann. Tatsächlich konnte sich Schritt für Schritt eine Beziehung entwickeln, bei der die Tat immer weniger als Barriere zwischen uns stehen musste.

Seine Erzählungen waren zunächst in der Sachlichkeit, mit der er über die mörderische Gleichgültigkeit seiner Eltern sprach, erschütternd. Er redete ohne auch nur eine Spur von Wut oder Trauer.

Die zunächst als Abwehr gegenüber Wünschen nach Wärme, Zuwendung und Halt erlebte Fassade weichte aber langsam auf.

Ich erinnere insbesondere eine Stunde, in der Herr K. davon berichtete, dass er im Alter von vier Jahren immer wieder im Dorf bei Nachbarn nach Essen für sich und seine kleineren Geschwister bettelte, während seine Eltern zu Hause völlig betrunken herumlagen. An einem dieser Tage fand er eines seiner Geschwisterchen, das zu klein war, um sein Gitterbettchen zu verlassen, tot vor. Es war erstickt bei dem Versuch, aus Hunger die Federn seines Kissens zu essen.

Als er seine Schilderung beendet hatte, schwieg er. Sein Blick schien leer und nach innen gerichtet. Ich blickte auf diesen kleinen müden Mann mit fadem Teint, mit den tiefen Augenringen und dem zerzausten Haar. Seine Kleider waren altmodisch und schienen aus der Zeit vor der Inhaftierung zu stammen. In diesem Moment war ich zutiefst berührt und voller Mitgefühl und Wärme für den kleinen Jungen, der vor mir saß und doch zugleich der Erwachsene war, der Unsägliches getan hatte. Diese Stunde werde ich nie vergessen. Ich habe selten einen Menschen erlebt, der so erfüllt war von wahrhaftigen Schuldgefühlen und Verzweiflung nicht über sein eigenes Schicksal, sondern über das, was er anderen Menschen angetan hatte. Er hatte seit Langem das Gefühl angesichts seiner Tat, nicht das Recht zu haben, über sein Leben Trauer empfinden zu dürfen.

Herr K. absolvierte in Haft eine Lehre als Kfz-Mechaniker. Er wurde bald als unverzichtbarer Mitarbeiter beschrieben und erarbeitete sich wie auch in der Wohngruppe durch seine Hilfsbereitschaft und seine technischen Kompetenzen einen besonderen Status. Im letzten Haftjahr ergab sich eine Möglichkeit, auf finanziellen Schadensersatz vom Land Berlin zu klagen, da sich herausgestellt hatte, dass einige Inhaftierte ein paar Monate in zu kleinen und deswegen nicht zulässigen Hafträumen untergebracht gewesen waren. Herr K. gehörte zu dieser Gruppe. Als ich ihn fragte, ob er sich dieser Klage anschließen werde, antwortete er mir mit fester Klarheit, dass er sich schämen würde, von den Menschen da draußen Geld dafür zu verlangen, und dass er zu Recht eingesperrt worden sei für das, was er getan habe. Ich hatte damals kurz überlegt, ob er dies in manipulativer Absicht gesagt hat, ich glaube aber bis heute, dass es Anstand war.

Herr K. wurde nach vierundzwanzig Jahren Haft entlassen, und wir verabschiedeten uns mit Achtung füreinander. Es gab keine Entschuldigung oder Vergebung für Herrn K., aber es gab Momente der Wärme und des Trostes für einen kleinen Jungen.

Wir sind Jahre danach noch gelegentlich in Kontakt gewesen. Herr K. hat den Führerschein gemacht, arbeitet in einem kleinen Betrieb, hat eine kleine Wohnung und ein Auto. Manchmal, wenn er U-Bahn fährt und eine Mutter mit einem kleinen Kind einsteigt, muss er aussteigen. Die Schuld, die er trägt, ist dann zu viel.

Uwe Kazenmaier

»Hatte ich vielleicht unbemerkt Sex?«

Frau W. meidet die Öffentlichkeit aus Angst, sie könne sich sexuell aufreizend verhalten. Was hat ihr verstorbener Vater damit zu tun?

Frau W., zweiunddreißig Jahre, suchte einen Therapieplatz, weil sie aus dem Gedanken, sie habe sich obszön und sexuell verführend verhalten, keinen Ausweg mehr fand und ihre Wohnung deswegen nicht mehr verließ. Musste sie doch einmal Besorgungen machen, notierte sie genau die Zeiten und Kilometerstände, um sich eine Plausibilitätssicherheit zu geben, dass sie nicht unbemerkt mit einem Mann geschlafen haben könnte. Da diese »Sicherheit« von ihr aber immer weiter hinterfragt wurde, kreisten ihre Gedanken permanent um das Thema, und die quälende Ungewissheit belastete sie sehr. Langfristige Folge: Aufgabe ihres Berufs als Bauzeichnerin, Berentung, deutliche Probleme in der Partnerschaft, zunehmende depressive Phasen, sozialer Rückzug, keine Teilhabe am gesellschaftlichen Leben mehr, medikamentöse Behandlungsversuche, stationäre Aufenthalte in der Psychiatrie – ihr Leben hatte jegliche Lebensqualität verloren.

Dies war der Zeitpunkt der ersten Psychotherapie bei mir. Es wäre ja jetzt naheliegend – und manche Kolleginnen und Kollegen würden dies auch verfolgen –, der Patientin zu unterstellen, dass sie möglicherweise ein gesteigertes Interesse an sexuellen Abenteuern habe, das sie sich aber nicht eingestehen könne. Davon halte ich im Grunde genommen nichts, denn Zwangsgedanken heften sich an Gedanken, die zwar meist um die Themenbereiche »Schuld« und »Scham« gruppiert sind, das geschieht aber meines Erachtens inhaltlich eher zufällig. Insofern fokussierte ich bei Frau W. auch nicht auf eine sexuelle Thematik, sondern zunächst einmal darauf, wie sie ihrem Leben wieder etwas mehr Qualität geben könnte. Sie fing langsam wieder an, Handarbeiten auszuführen, was ihr früher großen Spaß gemacht hatte, telefonierte nach und nach mit Freundinnen und traute sich dann auch gemeinsame Unternehmungen mit ihrem Mann zu – wobei er auch als Rückversicherer diente.

Parallel zu den vereinbarten Aktivitäten erzählte sie mir aus ihrem Leben: alkoholkranker, gewalttätiger Vater mit Waffenbesitz, schwache verängstigte Mutter, die sie als kleine Tochter schon vor der Gewalt des Vaters schützen musste. Er war ein hoch angesehener Bürger, dessen hässliche Seite außer der Kernfamilie im Dorf niemand sah oder sehen wollte. Seit dem Tod des Vaters vor fünf Jahren wohnten Frau W. und ihr Mann weiterhin im selben Mehrparteienhaus mit väterlicher Verwandtschaft, die ihr vorwarf, am Tod des Vaters schuld zu sein.

Frau W. durfte die Wut, die sie eigentlich auf den Vater haben müsste, der ihre Kindheit und Jugend mit seinen unberechenbaren Gewaltausbrüchen und der permanenten (Todes-)Bedrohung geprägt hatte, nicht äußern, weil er ja von allen anderen als ein liebenswerter Zeitgenosse wahrgenommen worden war. Diese Wut sorgte für die enorme Spannung und bahnte sich einen Weg in ritualisierten Rückversicherungen bei Gedanken an ihre vermuteten sexuellen Handlungen. Hier kämpfte Frau W. gegen die Scham an und blieb in ihrer Ohnmacht den Gedanken gegenüber immer noch ein wenig handlungsfähig, da sie durch ihr Sicherheitsverhalten den Eindruck hatte, das Schlimmste gerade noch verhindert zu haben. Dazu kamen noch die Fusion von Gedanken und Handlung: Frau W. war nicht in der Lage, den Gedanken nur als Gedanken zu sehen – er vermischte sich mit der Handlung und steigerte damit die Hochspannung.

Mir ging es zunächst darum, Frau W. wieder ein Gefühl der Beeinflussbarkeit des gedanklichen Geschehens und des emotionalen Erlebens zu ermöglichen. Wir wendeten uns ihrer Biografie zu, ließen Emotionen bei Erinnerungen an den Vater entstehen; ich bat sie, diese zu versprachlichen und bei besonders belastenden die Haltung der erwachsenen Frau W. einzubringen, wie sie das Kind schützen und wie sie als Beobachterin der biografischen Szene dem Kind zu Hilfe kommen könne. Dadurch wurde es ihr möglich, sich aus Selbstvorwürfen zu lösen und die Vorwürfe und die Wut auf den Vater auszudrücken. Dabei lernte sie auch, wieder mehr den eigenen Wahrnehmungen zu vertrauen.

Parallel dazu thematisierten wir die Wohnsituation in dem väterlichen Haus: Es standen dort günstige Mietkosten der permanenten Spannung mit der Verwandtschaft gegenüber. Frau W. fing an, ihren Mann von der Notwendigkeit eines Wohnungswechsels zu überzeugen. Nach längerer Suche fanden sie ein finanzierbares kleines Haus.

Und die Gedanken? Sie verschwanden nicht von allein. Frau W. war aber durch die Veränderungen in den anderen Lebensbereichen zum einen nicht mehr so fixiert darauf – zum anderen hatte sie die Erfahrung gemacht, dass sich Dinge in ihrem Leben ändern ließen. Zunächst arbeiteten wir daran, dass ein Gedanke nur ein Gedanke und keine Realität ist. Und dass die Entscheidung, über etwas nachzudenken, im Prinzip bei ihr liegt. Ich erklärte ihr, dass jeder Mensch einen Gedankenfluss von unzähligen Gedanken hat –

schöne, hilfreiche genauso wie absurde und ekelhafte. Dass der Gedanke an sich aber nicht das Problem ist, sondern das Festhalten an dem Gedanken, die fortwährende Beschäftigung mit ihm.

Wir übten, Gedanken loszulassen – abfließen zu lassen. Dazu gehe ich gerne aus der Praxis heraus in die schöne Natur des Pfälzer Waldes auf eine kleine Brücke über einen Bach und übe »Abfließenlassen«. Frau W. beeindruckte dieses Erlebnis: Fließenlassen kann etwas Schönes, Erleichterndes sein, Festhalten dagegen etwas Einengendes, Anspannendes.

Danach installierten wir eine imaginierte Beobachterin, die sich die Gedanken von Frau W. ansieht und darüber befindet, ob diese Gedanken jetzt hilfreich für ein gutes psychisches Befinden sind oder nicht. Wenn nicht: abfließen lassen! Nach einigem Üben kam Frau W. aus diesem Teufelskreis der Selbstverunsicherung, quälenden Anspannung und dem unvollständigen Neutralisieren der Gefühle von Scham und Abscheu heraus und fühlte sich wie befreit. Nur am Symptom zu arbeiten, hätte die Grundspannungsthemen weiter bestehen lassen, und nur über die Grundspannung zu sprechen, hätte die Gedanken nicht beeinflusst. Inzwischen wohnt Frau W. im eigenen Haus, arbeitet an der Verbesserung ihrer Sozialkontakte und ist auf der Suche nach einer Teilzeitbeschäftigung.

Michael Broda

Bedrohliche Nähe

Ein Mittdreißiger leidet unter extremen Stimmungsschwankungen und ist »sich selbst abhandengekommen«. Welche Rolle spielt dabei sein Versuch, als homosexueller Mann in einer heteronormativen Gesellschaft zurechtzukommen?

Herr M., ein fünfunddreißigjähriger gut aussehender, groß gewachsener Mann mit athletischem Körperbau und schelmischem Blick, kommt pünktlich zum Erstgespräch. Er erläutert mir, dass ich ihm von der Schwulenberatung empfohlen worden sei, die er im Rahmen einer Erstberatung aufgesucht habe.

»Ich kann mich an nichts festhalten, habe mich verloren und leide unter krassen Stimmungsschwankungen«, beschreibt er seine psychische Verfassung. Als Jugendlicher auf dem Lande aufgewachsen, fiel ihm mit dreizehn Jahren zum ersten Mal seine Andersartigkeit auf. Er sei auch immer wieder mit seiner Umgebung in Konflikt geraten. In einer Phase, in der Anpassung alles ist, schien ihm Anpassung unmöglich. Dann habe er mehrere Jahre im Verborgenen eine geheime homoerotische sexuelle Beziehung geführt, bis er sich mit Mitte zwanzig geoutet habe. Heute schwanke er zwischen sexsüchtigem Verhalten, welches vor allem in der Anonymität stattfinde, und dem Wunsch nach Partnerschaft und Intimität.

In bisherigen Beziehungen sei er immer schnell beunruhigt gewesen und habe zu Kontrollverhalten und Verlustangst geneigt: »Ich drehe dann vollkommen am Rad, wenn mein Partner nicht sofort auf eine WhatsApp-Nachricht reagiert.« So könne er Partnerschaften nie lange halten und gehe dann zurück in die Welt der Datingportale und Sexpartys.

Wir sprechen darüber, dass es nie eine leichte Aufgabe ist, die beiden grundlegenden Bedürfnisse nach Autonomie einerseits und Bindung andererseits unter einen Hut zu bekommen. Nicht von vornherein auf die gängigen gesellschaftlichen Ziele (Heiraten, Kinderplanung) orientiert zu sein, wirft die Fragen auf, welche persönlichen Ziele er innerhalb des großen Spannungsbogens homosexuellen Lebens verfolgen möchte, wofür er diese Freiheit verwenden will und wie er das eigene Leben gestalten möchte.

Herr M. schildert, wie gut es ihm tut, einen Raum in den Sitzungen zur Verfügung gestellt zu bekommen, in dem er sich selbst und die widerstrebenden inneren Bedürfnisse zeigen kann. Die von der buddhistischen Sicht beeinflusste Haltung, dass Verlangen, Eifersucht, Wut und Angst Gefühle sind, die kommen und auch wieder gehen, hilft ihm, sich selbst in all seinen Ambivalenzen anzunehmen.

Ich ermutige ihn, eigene Wünsche und Vorstellungen zu erkunden und nach Antworten auf die Frage »Was fange ich mit meiner Freiheit an?« zu suchen. In den darauffolgenden Monaten nahm Herr M. seinen alten Traum vom Fotografieren wieder auf und veröffentlichte im Rahmen eines Projektes ein Buch, das von der Vielfalt der verschiedenen Lebensformen in der LGBTQIA+-Community zeugt.

Er ist stolz, dass dieses Buch einer anderen Definition von dem, was schön ist und schön sein kann, Ausdruck verleiht. So kann er sich mit Selbstbehauptung gegen Widerstände stellen und sein

Modell vertreten: »Nehmt mich oder lasst es!«, und verfällt daraufhin immer weniger in Autoaggressionen. Es gelingt Herrn M. immer besser, sich und seine Bedürfnisse zu zeigen.

Er entwickelt ein stabileres Selbstbild und kann sich in seiner Ambivalenz annehmen: »Einerseits brauche ich das Geheimnis und das Anonyme, und andererseits habe ich den Wunsch nach einer großen Liebe!« Er sieht, wie wichtig es ist, in Kontakt mit sich selbst zu kommen, weil er dann eher in der Lage ist, gut zu sich zu sein und sich selbst treu zu bleiben.

Im weiteren Verlauf der Therapie werden die Lebenserfahrungen, die zum Meiden von Nähe geführt haben, lebendig. In diesem Zusammenhang sprechen wir über Herrn M.s Mutter. Sie litt an Depressionen, war überbehütend und liebessüchtig. Weil er sie trösten und aufheitern musste, hat er heute in zwischenmenschlichen Beziehungen Schwierigkeiten, sich emotional abzugrenzen, aus Angst, abgewertet oder verlassen zu werden. Er fürchtet: »Wenn ich nicht verständnisvoll genug bin, bleibe ich allein!« In seiner Kindheit hat er kaum Grenzen ausgebildet oder verteidigt und die Einprägung »Nähe ist bedrohlich!« übernommen.

Indem ich die Angst vor der Nähe in den Therapieraum hole, wird die Ambivalenz zwischen Rückzug einerseits und dem Wunsch nach Verbundenheit andererseits in der Beziehung zu mir sichtbar. Wenn Herr M. sehr verschlossen ist, sage ich: »Wenn Sie sich nicht zeigen, erschöpft mich das. Ich fühle mich im Gespräch auf mich allein gestellt und leer. Einerseits wollen Sie Nähe und Beziehung, andererseits ziehen Sie sich so weit zurück. Ich will Sie verstehen. Ich will mit Ihnen gemeinsam in einem Boot sitzen.« Wenn es Herrn M. gelingt, etwas von sich zu zeigen, melde ich mich: »Jetzt erlebe ich Sie viel näher an mir dran. Jetzt fühle ich mich Ihnen ganz nah.«

Ich setze mich als »Resonanzkörper« in der Therapie als einer Art Sicherheitszone ein und reagiere anders als seine Mutter, sodass

Nähe als weniger bedrohlich empfunden werden kann. Im Freundeskreis, mit Arbeitskollegen und anderen Bezugspersonen ist es ein Gewinn für Herrn M., nicht mehr nur ganz oder gar nicht in Beziehung sein zu können, sondern sowohl Nähe als auch Distanz besser aushalten zu lernen.

Die therapeutische Beziehung wird damit zu einer ersten Anlaufstelle für die Gestaltung neuer zwischenmenschlicher Strategien. Durch die korrigierende Erfahrung kann Herr M. während der Therapie eine eineinhalbjährige zärtliche Beziehung zu einem jungen Mann wagen und sich auf die Bindung einlassen – ein echter Meilenstein für ihn! Doch die Partnerschaft beziehungsweise ihr Scheitern bringt ihn auch in Kontakt mit seinen Verlustängsten und Kontrollzwängen: »Ich genüge nicht!« Daraufhin versucht er, sich mittels Drogen und Sex selbst zu beruhigen sowie Kontrolle und Distanz zu gewinnen.

In unseren Gesprächen wird ihm – und auch mir – deutlich, dass seine Grundunsicherheit, die das Aufbauen und Halten von intimen Beziehungen erschwert, auch wesentlich mit dem schweren Kampf zu tun hat, den Minderheiten in einer immer noch heterosexuell dominierten Gesellschaft auszufechten haben. Herr M. kann seine Brüche und Unberechenbarkeiten als automatisierte Reaktionsmuster auf die vielfältigen Belastungen sehen, mit denen er diesen Druck ausagiert. Er lernt, Spannungen auszuhalten und sich mit anderen zusammenzutun, um sich auch auf künstlerischem Wege für eine vielfältigere und tolerantere Gesellschaft zu engagieren, in der alle Menschen selbstbestimmt leben und lieben können.

Verena Volp

Verflucht!?

Herr P. ist sich sicher: Seine anhaltende Pechsträhne kann kein Zufall sein. Er sucht Hilfe in einer parapsychologischen Beratungsstelle und bittet seine Therapeutin um die »Beseitigung des Fluches«.

Herr P. kontaktierte mich, weil er viel Geld auf dem Esoterikmarkt losgeworden war. Etwas beschämt berichtete er, er habe bei diversen Anbietern die Beseitigung eines Fluches in Auftrag gegeben. Den belastenden Fluch sei er nicht losgeworden, dafür jedoch achttausend Euro. Und so kamen wir ins Gespräch.

Herr P. war ein richtiger Pechvogel. Alles, aber auch wirklich alles lief schief in seinem Leben. Erst kam der Bandscheibenvorfall mit nur fünfundvierzig Jahren, dann trennte sich seine Frau von ihm, und auch die zwei gemeinsamen Kinder wollten nichts mehr mit ihm zu tun haben. Dazu ein Berg Schulden, das gemeinsame Haus konnte Herr P. nicht halten, denn mittlerweile hatte er auch noch seinen gut bezahlten Job verloren. Die Pechsträhne wollte nicht abreißen. In der Zweizimmerwohnung, die er nach der Scheidung bezogen hatte, bildete sich Schimmel, er bekam Probleme mit der Lunge.

Auch in der nächsten Wohnung war es kaum besser – ein Rohrbruch. Herr P. legte mir bei unserem ersten Treffen eine Liste vor mit den Dingen, die allein in den letzten zwei Jahren aus unerfindlichen Gründen kaputtgegangen waren. Die Liste war drei Seiten lang, startete mit dem Toaster und endete beim Laptop.

Nicht nur die Ex-Frau, auch die eigene Mutter nannte Herrn P. einen Versager und Taugenichts. Als nun auch noch beim Dating reihenweise vielversprechende Kandidatinnen kein Interesse an einer Beziehung bekundeten, wurde es Herrn P. zunehmend suspekt. Schon eine ganze Weile hatte er den Eindruck, in seinem Leben gehe es nicht mit rechten Dingen zu. So viel Pech könne kein Zufall sein. »Ein Fluch liegt auf mir. Und ich brauche jemanden, der mir den wegmacht. Ich habe wirklich alles versucht …«

Normalerweise wenden sich Menschen wie Herr P. nicht an Therapeutinnen oder Therapeuten. Denn diese bieten in der Regel nicht den expliziten Service einer »Fluchbeseitigung« an. Dafür jedoch buhlen zahlreiche zwielichtige Anbieterinnen und Anbieter des Esoterikmarktes mit verlockenden Angeboten zur Entfernung von Flüchen jedweder Art. Meist hilft dies den Verfluchten nicht weiter und schadet überdies noch ihrem Geldbeutel.

Ich bin der Meinung, dass die meisten Therapeutinnen hervorragendes Handwerkszeug zur Entfernung von Flüchen in ihrem

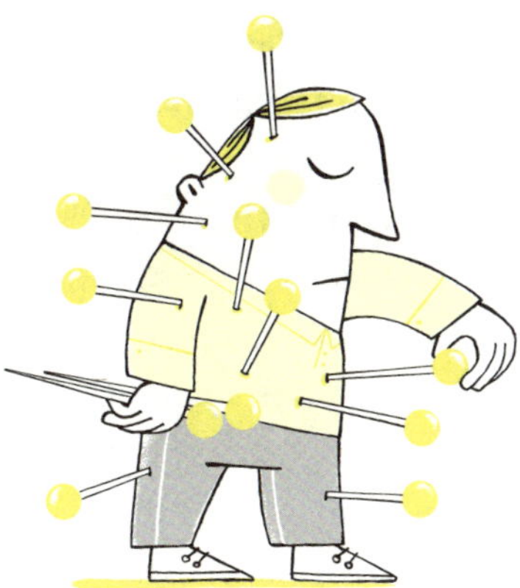

Methodenrepertoire haben, da sie sich meist sehr gut auf die Kunst der Entschlüsselung von Symbolhaftem und Bedeutungsvollem verstehen und Methoden zur kognitiven Umstrukturierung kennen. Seitens der Verfluchten besteht eine große Skepsis, wenn die Anregung, es doch mal mit einer Psychotherapie zu versuchen, ins Spiel kommt. Diese Vorurteile Therapeuten gegenüber treibt Menschen, denen eigentlich von dieser Zunft gut geholfen werden könnte, scharenweise auf den Esoterikmarkt.

Ich ging im Geist die anderen Verfluchten durch, mit denen ich im Laufe meiner Karriere schon gesprochen hatte. Berichten Menschen davon, verflucht zu sein, lohnt es sich zunächst, genauer hinzuschauen. Solche magischen Erklärungskonzepte können auf den ersten Blick therapeutische Verdauungsbeschwerden bereiten, allerdings macht es auch vor dem Hintergrund einer religions- und kultursensitiven Beratung oder Therapie Sinn, sich auf die Glaubensvorstellungen der Klientinnen und Klienten einzulassen. In vielen Kulturen stellt der Fluch eine Form der sozialen Sanktionierung dar und wird meist als Strafe für ein geschehenes Unrecht ausgesprochen. Ein Fluch, der zu Unrecht ausgesprochen wird, so der Volksglaube, fällt auf den Verfluchenden zurück, frei nach dem Bumerangprinzip.

Herr P. erinnerte sich nicht, dass jemand einen Fluch gegen ihn ausgesprochen hätte. Und trotzdem war er felsenfest davon überzeugt, das Unglück, das ihm seit seiner Scheidung widerfahren war, sei nur mit einem Fluch zu erklären. Ich war ratlos, denn wenn ihn niemand verflucht hatte, greifen auch Erklärungen wie zum Beispiel die der selbsterfüllenden Prophezeiung nicht. Herr P. kam zu weiteren Gesprächen, allerdings hatte ich das Gefühl, auf der Stelle zu treten. Er passte ganz eindeutig in das Schema des »Klagenden«, er zeigte kaum Veränderungswillen und fühlte sich offenbar gar nicht so unwohl in seiner Opferrolle. Schuld waren grundsätzlich immer die anderen, in seinem Fall der Fluch. Ich versuchte es mit Wahrnehmungsübungen, wir implementierten ein Glückstagebuch, wir turnten uns durch die hohe Kunst der systemischen Fragetechniken. Aber es nützte nichts.

Menschen, die wie Herr P. davon berichten, an einer chronischen Pechsträhne zu leiden, weisen einige Gemeinsamkeiten auf: Meist wird eine Verkettung von negativen Umständen beschrieben, deren Ursache fremdattribuiert wird. Herr P. vertrat mit großer Vehemenz die Überzeugung, dass nicht er verantwortlich sei für das, was schieflief in seinem Leben, sondern der Fluch. Je mehr ich Herrn P. kennenlernte, desto deutlicher wurde mir, dass das Konzept des Fluches für ihn eine wichtige selbstwerterhaltende Funktion erfüllte.

Schon in seiner frühen Kindheit hatte Herr P. von der Mutter zu hören bekommen, dass er zwei linke Hände habe und ein Taugenichts sei. Im Schatten seiner erfolgreichen Brüder hatte er sich oft minderwertig und wertlos gefühlt. Und trotzdem hatte Herr P. es geschafft, eine Familie zu gründen, sich eine gute Position im Job zu erarbeiten und ein Häuschen zu kaufen. Als dann all dies zusammenbrach, war das zu viel. Er hätte sich nun in Selbstverurteilungen stürzen können, doch stattdessen wählte er unbewusst eine Strategie, die es ihm erlaubte, den angeknacksten Selbstwert stabil zu halten.

Alles, was schieflief, führte er auf den Fluch zurück. Denn an mangelnder Attraktivität und Eloquenz konnte es in seinen Augen nicht liegen, dass die Datingpartnerinnen nicht an einer Beziehung mit ihm interessiert waren. Der Riss, der zwischen Selbst- und Fremdwahrnehmung klaffte, wurde durch das Konzept »Fluch« immer gewaltiger. Irritierende und negative Erfahrungen mehrten sich, was wiederum den Glauben an die Wirkung des Fluches verstärkte. Ein perfekter Teufelskreis.

Irgendwann sprach Herr P. über seine negativen Kindheitserfahrungen, seine Minderwertigkeitskomplexe, und nach einigen Sitzungen kamen wir noch einmal auf den Fluch zu sprechen. Er habe nachgedacht, sagte Herr P. Er sei sich nun sicher, wer ihn verflucht habe. Es sei wohl seine Ex-Frau gewesen.

Ich fragte ihn, welcher Grund seine Ex-Partnerin wohl dazu veranlasst haben könnte, ihn zu verfluchen. Herr P. wurde still. »Es ist mir sehr unangenehm, Ihnen das zu erzählen. Ich habe meine Frau über viele Jahre betrogen. Ich war regelrecht süchtig nach der Anerkennung anderer Frauen. Ich glaube, ich habe sie damit sehr verletzt.« Insgeheim empfand Herr P. den Fluch zumindest bis zu einem gewissen Grad als gerechtfertigte Strafe für sein Fehlverhalten und hatte den Eindruck, auf diese Weise zu sühnen.

Ein paar Wochen später telefonierten wir. »Ich habe den Fluch gebrochen. Die Pechsträhne ist vorbei«, sagte Herr P. »Ich habe meiner Ex-Frau einen langen Brief geschrieben und mich bei ihr entschuldigt für all das, was ich in unserer Ehe falsch gemacht habe.«

Herr P. hatte sich seinen Schuldgefühlen gestellt, er ist selbst aktiv geworden. Dies war ein allererster Schritt auf einem langen Weg. Und manchmal, wenn Herr P. wieder das Gefühl hat, jemand verfluche ihn, dann überlegt er, ob es vielleicht etwas zu klären gibt mit diesem Menschen. Übrigens behauptet er, dass die Dinge nun nicht mehr so oft kaputtgehen – vielleicht liegt das aber auch daran, dass er nicht mehr so darauf achtet.

Sarah Pohl

Kein Plan

Kein formuliertes Therapieziel, keine festen Vereinbarungen: Ist das überhaupt Psychotherapie? Und wie reagiert eine Borderlinepatientin auf dieses Vorgehen?

Die Arbeit mit Borderlinepatientinnen und -patienten gehört sicherlich nicht immer zu den attraktivsten Tätigkeiten in meinem therapeutischen Arbeitsalltag. Zu häufige Beziehungstests – »Hält der Therapeut auch wirklich zu mir?« –, zu wenig Möglichkeiten zur Regulation der überbordenden Emotionen, die zu Selbstbestrafung und -verletzung führen, machen die Arbeit in der Regel nicht gerade leicht. Aber wer will schon immer nur mit »unkompliziert erscheinenden« Patientinnen und Patienten arbeiten?

Anna kam mit der Diagnose Borderlinepersönlichkeitsstörung in unsere Praxis. Sie war damals fünfundzwanzig Jahre alt und bereits berentet, ich begleite sie therapeutisch seit nunmehr dreizehn Jahren.

Traumatisierungen, sexuelle Gewalterfahrungen, Erfahrung mit harten Drogen, wiederkehrende Angst und Panikattacken sowie unzählige Beziehungsabbrüche kennzeichnen ihre Biografie. Ständige Aufenthalte in verschiedenen psychiatrischen Krankenhäusern mit Spezialabteilungen und Suizidversuche – mein Optimismus, ihr helfen zu können, war anfangs sicherlich eher verhalten. Sie konnte keinen Blickkontakt halten, trug die Haare wie ein Visier vor ihrem Gesicht, murmelte leise vor sich hin. Ein Handgeben zur Begrüßung war ebenso wenig möglich wie eine genaue Exploration der Traumatisierungen, da sie dabei stets unmittelbar dissoziierte, das heißt aus der Realität verschwand und sich in eine eigene ruhige Innenwelt begab.

Was löste sie in mir aus? Zuerst ein starkes Mitgefühl mit ihrer Not und Verzweiflung, verbunden mit dem Ziel, mit ihr das Leben anzusehen und nicht ständig über dessen Beendigung zu verhandeln. Ich sagte ihr, dass ich mit ihr arbeiten wolle – unter der Bedingung, dass sie bis zum nächsten vereinbarten Termin keinen Suizidversuch unternehmen werde beziehungsweise sich in der Not sofort an einen Therapeuten wende. Sie stimmte dem Non-Suizid-Vertrag zu, später allerdings berichtete sie mir, dass sie dachte, es passiere ihr ja nichts weiter, wenn sie diesen »erfolgreich« brechen würde. Sie zeigte sich erstaunt, dass ich keine weiteren Bedingungen formulierte, wie sie es aus vorherigen Klinikaufenthalten kannte. Ich machte ihr deutlich, dass ich nicht sagen könne, wohin unsere gemeinsame Therapiereise gehe, mich aber sehr interessiere, wie sie die Welt sehe, was für Träume sie habe und wo ihr die Krankheit möglicherweise im Weg stehe.

Das mag erstaunen, aber ehrlicherweise muss ich sagen, dass sich Patienten nach mehreren stationären Aufenthalten in der Regel mit borderlinespezifischen Therapietechniken fast besser auskennen als ich. Um der starken inneren Spannung zu begegnen, die sie zur Selbstverletzung treibt, lernen Borderlinepatienten, den Druck auf ungefährliche Art zu mindern, etwa in eine Chilischote zu beißen oder sich mit Igelball oder Gummiband körperliche Reize zu schaffen, die von der inneren Anspannung ablenken, statt sich zu ritzen. Allerdings läuft man mit dem Verweis auf diese in akuten

Krisensituationen hilfreichen Techniken auch Gefahr, etwas in der Beziehung im Moment auszublenden und »wegzutechnisieren«.

Es folgte eine über Jahre gehende, niederfrequente begleitende Arbeit mit monatlichen Sitzungsterminen und der Möglichkeit der Notfall-Kontaktaufnahme sowie anfangs halbierten Therapiestunden mit fünfundzwanzigminütiger Dauer. Ich bekam den Eindruck, dass ihr die therapeutische »Unaufgeregtheit« und Gelassenheit guttat und dass sie den Umstand, dass ich keinen Veränderungsdruck auf sie ausübte, für sich zu nutzen begann.

Zunächst versuchte sie, Beziehungen zu Pferden aufzubauen – sie kümmerte sich bei der Pflege, half im Stall mit, hatte eine für sie sinnvolle Aufgabe und bekam ein Gefühl für eine unkomplizierte Beziehung – wenn auch nur zu einem Tier. Sie begann, Kontakte zu pflegen, und versuchte, beruflich wieder geringfügig einzusteigen. Von ihren Eltern, die sie stark in der Krankenrolle sahen und ihr kein selbstständiges Leben zutrauten, löste sie sich. Vor zwei Jahren verliebte sie sich dann überraschend in jemanden, der psychisch ebenfalls auffällig war. Sie heiratete und berichtete von einer zunehmend unproblematischen Sexualität. Ihren ehemals starken Kinderwunsch hatten ihr Ärzte nach den multiplen Traumatisierungen vor langer Zeit schon genommen.

In der letzten Sitzung war die zwischenzeitlich aufgehellte und meist fröhliche Patientin wieder zurückgezogener und »verhüllter« und antwortete auf meine Frage, wie sie mit sich zurechtkomme: »Überhaupt nicht gut – ich bin schwanger!«

Wie Sie sich vorstellen können, war das eine Mitteilung, mit der ich überhaupt nicht gerechnet hatte, ich zeigte mich freudig überrascht und gratulierte ihr spontan. Sie: »Ich kann mich nicht freuen – alle meine Zukunftspläne sind plötzlich durchkreuzt, und ich habe Angst vor der Verantwortung.« Ich: »Kann es sein, dass Ihr Körper nach dieser ganzen schönen Entwicklung, die Sie geschafft haben, jetzt dazu vielleicht erstmals wieder bereit ist? Und Ihre Psyche sagt: Die Verantwortung kann ich mit der Hilfe meines Partners und meiner Freundinnen und Freunde übernehmen?« Sie reagierte nachdenklich und sagte: »Ich muss mich an diesen Gedanken wohl erst noch gewöhnen.« Ich: »Lassen Sie sich Zeit, und nehmen Sie sich die nötige Ruhe, Sie müssen heute noch nicht so weit sein, diese neue Perspektive klar denken zu können.«

Ich erinnerte mich, dass ich ihr im Lauf der Jahre häufiger das Oscar Wilde zugeschriebene Zitat mitgegeben hatte: »Am Ende wird alles gut, und wenn es noch nicht gut ist, dann ist es noch nicht das Ende!« Welch eine Entwicklung für eine Frau, die leicht als »Drehtürpatientin« hätte enden können – als jemand, der entlassen wird, bevor er ausreichend therapiert worden ist, und deshalb bald wieder in einer Klinik landet. Was hat ihr möglicherweise geholfen, einen solchen Weg zu vermeiden?

Ich denke in erster Linie: Beziehung. Sie konnte sich auf mich verlassen, fühlte sich nicht unter Druck gesetzt, musste keine Veränderungsschritte planen, keine Therapieziele vereinbaren, keine Fortschritte als Legitimation weiterer Gespräche vorweisen. Sie hat viel Bestätigung erhalten, kleine Veränderungen wurden anerkannt, ihr Potenzial und ihre Ressourcen standen im Mittelpunkt.

Wenn Sie mich fragen, ob das Psychotherapie ist, würde ich antworten: Auch das ist Psychotherapie. Genauso wie es sinnvoll sein kann, mit Menschen Ziele abzusprechen, Vereinbarungen zu treffen oder ihnen Aufgaben zu stellen, kann es richtig sein, solche Elemente zu unterlassen. Denn sie schädigen unter Umständen ein ohnehin stark ausgeprägtes negatives Selbstkonzept weiter (»Ich bekomme es einfach nicht hin«, »Alle anderen haben ihre Gefühle besser im Griff«, »Auch in dieser Therapie werde ich wieder versagen«). Im Gegenteil: Anna gewann zunehmend das Gefühl, doch für etwas und jemanden gut zu sein, und gelangte zu der Überzeugung, dass ihr Veränderungen in Einstellung und Verhalten gelangen. Sie begann, über ihr Leben und nicht über dessen Beendigung nachzudenken.

Manchmal würde ich mir wünschen, Kostenträger könnten auch akzeptieren, dass Veränderungen bei solch biografisch schwer belasteten Patientinnen und Patienten ihre Zeit brauchen. Zum Glück gibt es als Abrechnungsmöglichkeit die sogenannte »Gesprächsziffer«. Die Vergütung ist deutlich schlechter als bei einer bewilligten Psychotherapie, dafür ohne Kontingentbegrenzung. Auf diese Weise kann ich mit der Patientin im Quartal dreimal fünfzig Minuten sprechen, ohne mit den gültigen Richtlinien in Konflikt zu kommen. Ja – dreizehn Jahre sind eine lange Therapiedauer, aber wie viele stationäre Aufenthalte wurden vermieden, wie viele Notarzteinsätze überflüssig? Rein rechnerisch hat die Behandlung die Krankenkasse bislang etwa siebentausend Euro gekostet – weniger als ein einziger mehrwöchiger stationärer Aufenthalt.

Michael Broda

»Ich bin wie Frodo«

Der Klient fühlt sich seinen sexualisierten Gewaltfantasien hilflos ausgeliefert. Wie kann *Der Herr der Ringe* ihm helfen, die Kontrolle über sein Verhalten wiederzuerlangen?

In unserem Projekt *I Can Change* an der Medizinischen Hochschule Hannover versorgen wir Patienten, die fürchten, ihre sexualisierten Gewaltfantasien nicht (mehr) kontrollieren zu können. Einige dieser Menschen haben bereits Übergriffe auf Erwachsene begangen, andere noch nicht. Jeden Tag begegne ich Menschen, die beschreiben, sich an einem Abgrund zu befinden. Sätze wie »Ich bin ein Monster« fallen im Rahmen der Therapie häufig. Viele unserer Patienten berichten von der Überzeugung, eigentlich keine Hilfe und Unterstützung zu verdienen. Dabei unterscheiden sie sich in ihren Diagnosen selten von regulären psychotherapeutischen Patienten. Ihre Fantasien und zum Teil auch ihre Taten sind jedoch schwerwiegend und geben ihnen oft ein Gefühl, isoliert zu sein. Bei Herrn M. war dieses Gefühl besonders ausgeprägt.

»Wissen Sie, da ist so etwas Dunkles in mir. Etwas, was ich nicht benennen kann.« Mein Patient mustert mich forschend. Ich bin nicht seine erste Therapeutin und auch nicht die erste, der er davon erzählt. Das »Dunkle« in ihm hat ihn viel gekostet, es hat ihn vor

Gericht gebracht, seine Beziehung gefährdet und ihn an den Rand des Bodenlosen geführt. Es verschlingt ihn dennoch. Herr M., ein paar Jahre älter als ich, Mitte dreißig und – das weiß ich nach unseren wenigen bisherigen Gesprächen – ein Nerd, der am liebsten sein Leben in einem Archiv verbringen würde und stattdessen im Chaos der sozialen Berufe gelandet ist. Tattoos auf dem Arm und dazu das Bemühen, angepasst zu bleiben. Eine Therapie hat er bereits abgebrochen. Es ging ihm nicht schnell genug. Er wollte Ergebnisse, bitte nach Stunde zwei und bitte auch nachhaltig. Sein Wunsch nach rascher Veränderung ist jede Stunde spürbar.

Wir sind in Stunde vier. Er sitzt auf der vorderen Kante seines Stuhles, bereit aufzuspringen. Therapie kennt er schon. Seit Jahren ist er in der Paartherapie mit seiner Partnerin. Dort hat er lange verschwiegen, was ihn umtreibt. Jetzt ist es raus, zusammen mit dem Gerichtsverfahren an der Oberfläche erschienen. Eine weitere Therapie musste her, doch die vorangegangene hatte ja keine Veränderung gebracht – Abbruch nach sechs Stunden. Zu langsam. Er, ich, das »Dunkle« und die Erwartung einer schnellen Veränderung. Stunde vier. Das sind recht viele Bälle in dieser Therapiestunde. Und obwohl dieses »Dunkle« schon eine ganze Weile in seinem Leben ist, habe ich das Gefühl, er hat es selbst noch nicht verstanden. Und ich auch nicht. Dabei möchte ich das wirklich gerne verstehen.

»Könnten Sie mir noch mal beschreiben, wie es sich anfühlt, wenn dieses Dunkle in Ihnen auftaucht?« Und er berichtet. Von dem Gefühl, das unter der Oberfläche lauert, das jederzeit auftauchen kann. Bei langen Autofahrten, im Job, während er mit seiner Partnerin zu Hause ist. Dann ist es plötzlich da, dieses Verlangen, dieser Wunsch nach mehr, das Gefühl, endlich wieder Sex mit anderen haben zu wollen, dieser Drang, in einen Chat zu gehen, Frauen anzuschreiben, Dinge zu tun, die ihn schon vor Gericht gebracht haben.

Zum Schutz von Herrn M. und den Betroffenen möchte ich nicht auf die Einzelheiten seiner Taten eingehen. Die Delikte in unseren Projekten reichen von unsittlichen Berührungen Fremder bis hin zu jahrelangen analen Vergewaltigungen der Lebenspartnerin. Herr M. befindet sich zwischen diesen Patienten. Manches hat er in die Tat umgesetzt, davor und danach lagen unzählige Fantasien.

Er berichtet, wie »das Dunkle« lauert und jeden Moment in sein Leben treten kann. Er beschreibt, wie es sich anfühlt, jetzt wo er kein Handy mehr mit Internetzugriff hat, wie er manchmal Pläne macht, die Beschränkungen zu umgehen und dann vor sich selbst zurückschreckt, denn: »Eigentlich möchte ich das nicht mehr, Frau Gibbels, aber der Drang ist so stark. Ich fühle mich völlig machtlos.«

»Es gibt da also etwas in Ihnen, was sich wehrt, was gegen diesen Drang ankämpft, und gleichzeitig erleben Sie es als übermächtig.«

»Wie hinter einer dunklen Tür, wo es lauert und auf mich wartet«, sagt er. Dann korrigiert er sich: »Nein, eher wie ein Flüstern in der Dunkelheit.«

Der Satz klingt bekannt, wie aus einem Film oder Buch entsprungen. Metaphern in der Therapie können helfen, Unaussprechliches greifbar zu machen und in den Raum zu holen. Sie können, wenn sie gut passen, vieles erleichtern. »Ein bisschen wie beim Einen Ring aus *Der Herr der Ringe*?«, frage ich vorsichtig.

Die Patienten in unserm I-Can-Change-Projekt zeichnen sich besonders dadurch aus, dass sie in der Vergangenheit keine Therapie erhalten haben oder sie schnell wieder abbrachen. Häufig bin ich die letzte in einer langen Reihe Therapeutinnen und Therapeuten, die vor ihnen sitzt und der sie von düsteren Fantasien erzählen und der sie Taten berichten, die sie bis dahin niemandem anvertrauen wollten. Eine gemeinsame therapeutische Allianz zu erzielen, ist dann manchmal herausfordernd. Und dann ist da dieser Moment, in dem es doch passt – nicht immer, aber häufiger, als ich am Anfang dachte.

»Genau so«, mein Patient nickt heftig. »Ganz genau so fühlt es sich an. Als wäre da der Eine Ring, und ich muss ihm widerstehen und schaffe es nicht.« Er grinst. »Das ist ein richtig gutes Bild dafür. Ich bin wie Frodo.«

»Okay, Sie sind also Frodo.« Er grinst wieder. Nun sind wir in seiner Welt angekommen. Und wir haben eine gemeinsame Mission, quasi (s)eine Reise vor uns. »Was macht Frodo denn aus?« Und mit einem Mal sind sie greifbar, die Ressourcen, die mein Patient lange nicht an sich entdecken konnte: die Fähigkeit, zu widerstehen, die Kraft, den Weg in die Therapie zu gehen, die Lebensfreude, die er auch von sich kennt. All diese Dinge, die ihn auszeichnen und besonders machen, sind plötzlich ein Teil der Therapie.

Seit Stunde vier ist viel geschehen. Die Scham, über das Verlangen zu sprechen, ist weniger geworden. Gemeinsam konnten wir uns anschauen, wann der Ring laut flüstert, wann er leise wird und welche Situationen ihn vielleicht sogar einmal zum Schweigen bringen. Seit Stunde vier ist klar: Die Therapie kann gar kein Sprint sein, dafür ist der Ring eine zu schwere Last. Und auch im Alltag, so sagt es mein Patient, ist die Metapher eine Unterstützung. Wenn er im Auto sitzt und sein Verlangen steigt, erinnert er sich an den Ring. In diesem Moment hat er die Fähigkeit, die Situation von außen zu betrachten, eine kleine Distanz zwischen sich und die Gedanken zu bringen – und diese Distanz reicht ihm. Es ist der Bruchteil einer Sekunde, der ihm hilft, sein Verhalten zu hinterfragen und anzupassen.

Mit der Metapher des Rings war es meinem Patienten möglich, sich zurückzunehmen und bewusst zu schauen: Wann flüstert der Ring besonders laut? Durch die Metapher wurde die Situation in der Wahrnehmung meines Patienten kontrollierbarer, er konnte erkennen: Der Ring mag flüstern, aber ich kann entscheiden, wie ich damit umgehen möchte. Während unserer gemeinsamen Arbeit konnten wir ergründen: Welche Situationen erscheinen unkontrollierbar? Was sagt der Ring eigentlich? Es wurde klar: Es geht nicht nur um sexuelle Bedürfnisse, sondern um das Gefühl, etwas zu schaffen, besonders zu sein, die eigenen Wünsche einmal auszuleben und nicht im Kopf nur bei anderen zu sein. Gleichzeitig konnten wir aber auch betrachten: Was macht stark? Wo sind die Barrieren gegen den Ring?

Herr M. hat angefangen, sich selbst wahrzunehmen, zu erkennen, was er braucht, wann er über seine eigenen Grenzen geht und sich stark für andere aufopfert. Das Flüstern ist leiser geworden, es kommt wie Herr M. regelmäßig zur Therapie.

Charlotte de Boer

Ein sehr eigenes Sterben

Die Mutter soll auf keinen Fall erfahren, wie es wirklich um ihren Sohn steht. Ein Patient versucht, am Ende seines Lebens die Kontrolle zu behalten – mit vergeblichen Fluchtversuchen.

Thomas ist tot. Ein paar Jahre mehr als sechzig ist er geworden. Sein Sterben hat lange gedauert, zu viel Zeit brauchte es, bis sein massiver Körper in die Knie gezwungen war. Sein Herz war noch so jung, sagt man wohl und meint dabei doch auch, dass noch so viel ungelebtes Leben in ihm war, von dem er in seinem Sterben Abschied nehmen musste. Über eine entfernte Bekannte hatte er vor Jahren zu mir gefunden. Seine großmütige Art und sein Humor, der eine kleine männerbündelnde Seite miteinschloss, zeichneten ihn aus.

Er war verzweifelt, weil er beim Verkauf seines gut gehenden Unternehmens über den Tisch gezogen worden war. Die Geschäftspartner rissen alles sofort an sich, und seine Zeit als Berater in der früher eigenen Firma fiel ins Wasser. Zum ersten Mal in seinem Berufsleben konnte er nicht mehr aus dem Vollen schöpfen und seinem luxuriösen jazzseligen Leben nachgehen. Wir arbeiteten daran, dass er sich in seinem neuen, sehr bescheidenen Leben zurechtfinden konnte.

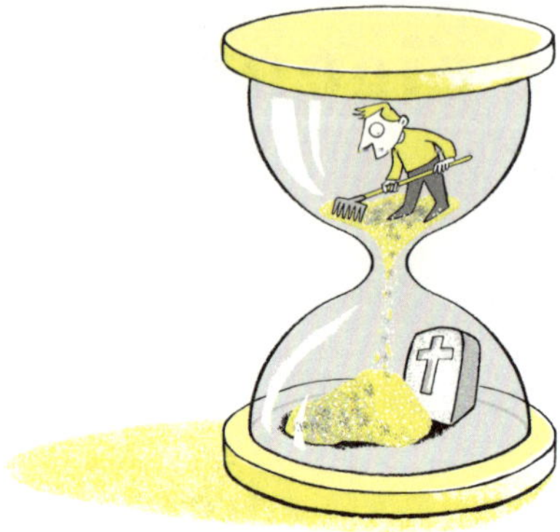

Er musste vor allem sich selbst verzeihen. Er war ein schlauer Mann, und dennoch war er so unvorsichtig gewesen, diesen Geschäftsleuten zu sehr zu vertrauen, anstatt sich durch druckfeste Verträge abzusichern. Er fand in dieser kurzen ersten Sequenz unseres therapeutischen Prozesses einen neuen Job und schaffte es als Berater, eine kleine Firma wieder überlebensfähig zu machen. Eine zugetane alte Schulfreundin überließ ihm eine kleine Hütte vor den Toren Hamburgs, sodass sein monatlicher Finanzbedarf auf ein Minimum reduziert wurde.

Wir sahen uns für ein paar Jahre nicht mehr. Beim ersten erneuten Zusammentreffen kam ein veränderter Mann durch die Tür. Die Blickdiagnose ließ mich innerlich zusammenkrampfen: Thomas litt sichtbar unter einem Morbus Parkinson. Kleinschrittigkeit, Schüttellähmung mit Betonung der rechten, seiner dominanten Seite, Beeinträchtigung der Artikulation des Sprechens und auch das sogenannte Salbengesicht gaben unfreiwillig Auskunft über seine schwere Erkrankung. Ich konnte es kaum glauben, er wollte nach außen nicht zugeben, dass er in dieser Weise krank war. Ich machte ihm klar, dass er durch Medikamente durchaus eine bessere Lebensqualität haben könne. Irgendwann gab er den Widerstand auf. Ja, er habe Parkinson, wie sein Vater, dessen qualvoller Tod für ihn und die Mutter der jahrelange Albtraum war. Er wisse, was diese Diagnose heiße. Alle Männer in seiner Familie seien gerade einmal so alt geworden wie er. Das Wichtigste aber sei, seiner Mutter, gerade dreiundachtzig geworden, die Diagnose nicht zu nennen. Das würde ihr den letzten Lebensmut nehmen und sie traumatisieren.

Wir sprachen in den nächsten Sitzungen über sein Verhältnis zu seiner Mutter. Es war geprägt von liebevollen Zügen totalen Vertrauens, aber gleichzeitig spürte man den eisigen Griff einer Frau, die ihren Sohn nie loslassen konnte. Der jüngere Bruder war einer der ersten Aidstoten in Deutschland. Sie musste zusehen, wie dieser in wenigen Monaten vor ihren Augen zerfiel. Dies nahm Thomas noch mehr in die Pflicht. Er schien zwischen Bindung und Lösung hin- und hergerissen zu sein, er konnte keinen guten Kompromiss zwischen der Liebe zur Mutter und seinen eigenen Lebensansprüchen finden.

So hatte er vor all diesen Katastrophen eine tiefe Liebe zu einer Musikerin. Thomas war in Gefahr, sich darin zu verlieren und dabei die sorgsam austarierte Balance zwischen seinen Bindungswünschen und seinem Autonomiestreben, das viele Heimlichkeiten miteinschloss, aufgeben zu müssen. Er wollte sich in seinen von ihm als erbärmlich empfundenen Schwierigkeiten nicht offenbaren, sondern »kompartimentalisierte« sein Leben. Keiner bekam die ganze Wahrheit zu hören. Dicke Wände teilten sein Leben in verschiedene Kammern, die voneinander nichts wissen sollten. Seine große Liebe gefährdete diesen Lebensstil, also ging er einfach weg, trauerlos und ohne Blick zurück, eben rücksichtslos. Dieses den Bindungen schlicht den Rücken zukehren ist wohl auch immer eine der Zutaten solcher Lebensläufe.

Durch unsere Arbeit gelang ihm schließlich die Selbstoffenbarung gegenüber der Mutter. Durch seine Offenheit war es ihm möglich, die alte, vertraute Nähe wiederzuerlangen. Er konnte sich endlich beim Neurologen medikamentös einstellen lassen und gewann eine beachtliche Lebensqualität zurück. Gleichzeitig konnte er seine frühere Sekretärin, mit der er über Jahre ein lockeres erotisches Verhältnis gepflegt hatte, erneut positiv für sich einnehmen. Sie begann, sich umsichtig – aber mit Sicherheitsabstand – um ihn zu kümmern.

Was ich nicht wusste, zeigte sich erst bei unserem dritten Aufeinandertreffen. Er wurde wegen heftiger Rückenschmerzen ins Krankenhaus eingeliefert. Ein Ganzkörper-CT offenbarte den fatalen Befund: Fast alle Knochen der Wirbelsäule und des Schädels waren komplett durchmetastasiert. Niemandem gegenüber hatte er die vor wenigen Jahren gestellte Diagnose eines Prostatakarzinoms mitgeteilt. Auf meine Nachfrage nach dem Warum sagte er, dies sei eine wohlüberlegte Entscheidung, zu der er auch stehe. Er habe jede Therapie bewusst abgelehnt. Der Krebs sei doch eine Chance, viel weniger schlimm als das langsame Sterben am Morbus Parkinson wie bei seinem Vater. Der Krebs, so Thomas' Erklärung, sollte das Wettrennen mit dem Morbus Parkinson gewinnen und ihn vorzeitig töten. Jetzt war für eine andere Entscheidung alles zu spät.

Er war jetzt auf der Zielgerade seines Weges angekommen. Er hoffte auf mein Verständnis, auch wenn ich ihm einen anderen Weg vorgeschlagen hätte, und auf meine unverbrüchliche »Waffenbrüderschaft«. Er wollte nicht verlassen werden, auch wenn ich für Teile seines Handelns nur Kopfschütteln übrig hatte. So logisch er seine Entscheidungsfindung auch anpries, angesichts all der medizinischen Unwägbarkeiten in diesem Stadium war sie es nicht.

In einem letzten Aufbäumen hatte er verfügt, dass seine Mutter nicht am Grab stehen sollte. Über einen heftigen Streit war es so zum Dissens gekommen, dass er nicht mehr mit ihr sprechen wollte und keinerlei Nähe mehr wünschte. Er wollte ihr auch einfach die Bilder seines Zugrundegehens ersparen. Ich verstand ihn so, dass er nur in der Separation das Gefühl hatte, sein Leben und Sterben in seinem Besitz halten zu können. Die alten Gespenster waren nie wirklich von ihm in der Therapie auf die Tagesordnung gesetzt worden und dadurch verschwunden.

Ich blieb auch auf den letzten Stationen seines eigenartigen Lebensweges bei ihm – von der Heimpflege über das Krankenhaus bis ins Hospiz. Sein Zustand war erbärmlich. Er konnte sich kaum noch verständlich machen, sodass unsere Gespräche verstummten. Wir konnten uns nur noch in die Augen sehen und auf ein Verstehen hoffen. Die Einnahme der Parkinsonmittel war nicht mehr möglich, sodass er wie eingemauert in seinem Bett lag. Musik hatte uns immer verbunden. Ganz am Ende spielte ich ihm noch einmal das Andante aus der a-Moll-Solosonate von Bach vor. Er schien zu verstehen. Die Krankenschwestern im Hospiz, wahre Engel des Alltags, gaben sich alle Mühe und kämpften gegen seine Not. Dann hatte er es endlich geschafft.

Von seiner Lebensbegleiterin hörte ich noch, dass die Mutter gegen seinen ausdrücklichen Wunsch doch zur Trauerfeier erschien und er auch noch in der verhassten Familiengruft bestattet wurde. Sie habe es sich nicht nehmen lassen wollen, war ihre Begründung. Nehmen und Geben und Verstrickung bis über den Tod hinaus, ging es mir in meinem Abschied durch den Kopf.

Burkhard Hofmann

Modern muslimisch Mann sein

Der Patient mit ägyptischen Wurzeln leidet unter einer Vielzahl von psychischen Problemen. Sein Therapeut Ibrahim Rüschoff unterstützt ihn dabei, ein Selbstbild zu entwickeln, das modern und gleichzeitig islamisch ist.

Der Patient, Mitte dreißig, der von seinen Herzstichen, Angstanfällen und seiner großen Unsicherheit in der Gegenwart von anderen Menschen erzählte, hatte einen Lebenslauf hinter sich, wie er bei muslimischen Migrantinnen und Migranten der zweiten und dritten Generation nicht selten ist: In Ägypten auf dem Land ohne den Vater aufgewachsen, den er nur im Urlaub sah, eine unglückliche Mutter unter der Aufsicht ihrer Brüder, zum Schulbeginn nach Deutschland, wegen des Heimwehs der Mutter zwei Jahre später wieder nach Ägypten zu den Großeltern, wo er aber niemanden kannte und sehr einsam war. Ein Kontaktversuch des Achtjährigen zu einem älteren Cousin mündete in einer sexuellen Belästigung, mit elf Jahren wurde er von einem fremden Jungen auf dem Heimweg fast vergewaltigt. Über beide Vorfälle konnte er mit niemandem sprechen, man hätte ihm schlicht nicht geglaubt. Der Vater war schwierig, rechthaberisch und unnahbar und lässt auch heute noch keinerlei Widerspruch zu. Als Kind hatte er abends oft an der Straße auf ihn gewartet und später Schläge bekommen, weil er das Haus verlassen hatte. Mit dreizehn kehrte er dann allein nach Deutschland zurück und wohnte bei der Familie eines Onkels.

In der Schule in Deutschland war er Einzelgänger und ein ängstlicher und schlechter Schüler, quasi ein funktionaler Analphabet, schaffte aber mit einer praktischen Grundausbildung im Kfz-Handwerk schließlich trotzdem seinen Hauptschulabschluss und arbeitete danach sehr fleißig in verschiedensten Jobs. Die letzte Stelle verlor er, weil er sich von einem Kollegen zu seiner Unterschrift unter einen Protestbrief überreden ließ, worauf sein Zeitvertrag nicht verlängert wurde.

Bei seiner Beschneidung als Kind in Ägypten war dem Arzt ein Fehler unterlaufen, sodass sein Penis verunstaltet war. Als er heiraten wollte, machte er sich große Sorgen, deswegen keine Frau zu bekommen. In dieser Situation kam für ihn nur seine in Ägypten lebende Cousine infrage, mit der er schon in seiner Kindheit eng befreundet gewesen war. Jede andere Frau, so seine Überzeugung, würde ihn nach der Hochzeitsnacht verlassen. »Es kam, wie ich es befürchtet hatte, anfangs ging sexuell gar nichts.« Nach der Hochzeit zurück in Deutschland war die Situation schwierig, er hasste seine Frau damals regelrecht und war eine längere Zeit sehr aggressiv. Wegen dieser auffälligen Veränderung ging das Paar zu einem Imam, der den Einfluss von Schadenzauber »diagnostizierte«, der die beiden trennen sollte, was psychologisch eine Externalisierung des Konfliktes ermöglichte. Er führte verschiedene Rituale durch, worauf sich die Situation langsam beruhigte. Die Ehe läuft inzwischen recht gut, trotzdem hat er Sorge, dass seine Frau ihn doch irgendwann verlassen könnte, insbesondere dann, wenn sie ihm im Streit vorwirft, dass er kein richtiger Mann sei, weil er sich von allen herumkommandieren lasse und zum Beispiel auch mit den zwei Kindern scherze und spaße, zu denen er ein gutes und herzliches

Verhältnis hat. »Das macht mich so wütend, dass ich sie am liebsten ohrfeigen würde!«

Seine damalige Lebenssituation war geprägt von Verlassensängsten, einer unbefriedigenden Sexualität, fehlender Bildung, Arbeitslosigkeit, einer beengten Wohnsituation und nicht zuletzt von Schulden, da sich seine Eltern immer wieder wie selbstverständlich Geld von ihm liehen, es aber nicht zurückzahlten.

Er war ein sympathischer Mann – sehr unsicher und voller Selbstzweifel, aber auch recht witzig und verschmitzt. Er war religiös, betete regelmäßig und fastete im Ramadan, war aber in der geistigen und religiösen Welt des ägyptischen Dorfes seiner Eltern gefangen, wo die Religion – wie sonst auch in der Welt – zur Stabilisierung der dortigen sozialen Verhältnisse diente. In dieser Welt ist die wichtigste Aufgabe und Ehre des Mannes, seine Familie zu versorgen und zu beschützen und gleichzeitig ein hilfreicher Sohn für seine Eltern zu sein. Diese untermauerten ihren absoluten Gehorsamsanspruch gegenüber meinem Patienten massiv religiös, obwohl er ihnen eigentlich nur einen *respektvollen* Umgang schuldig war. Das hieß für ihn, jeder noch so unsinnigen Forderung nachzukommen und seine Bedürfnisse und die seiner eigenen Familie in den meisten Fällen hintanzustellen. Ein Ausweg war nicht wirklich möglich, die emotionale Abhängigkeit von der Mutter ließ nichts Eigenes zu, sein Vater war keinesfalls ein Vorbild, sondern machte ihm Angst; die emotionale Nähe zu einem männlichen Freund, ersehnt und gefährlich zugleich, war eine unlösbare Konfliktsituation.

Mein Patient war sehr unsicher, ob Änderungen seines Verhaltens mit seiner Religion im Einklang standen, insbesondere eine vermehrte Abgrenzung gegenüber den Eltern. Nun ist der Islam als Weltreligion ausreichend flexibel und nicht nur in einem ägyptischen Dorf, sondern in den unterschiedlichsten Kulturen und Gesellschaften der Welt heimisch, auch in Europa. Er kann sich in das konkrete Alltagsleben seiner Anhängerinnen und Anhänger integrieren, ist aber als Religion von Glaube und Handlung in vielen Dingen nicht beliebig: Gebetszeiten, Fasten- und Speiseregeln sowie die Bekleidungsvorschriften sind dafür Beispiele. Daher benötigte der Patient nicht nur eine sichere Therapiebeziehung, sondern auch einen religiösen Schutzraum, in dem er mithilfe von Beispielen aus dem Koran, der Prophetenbiografie und der islamischen Tradition neue Denk- und Handlungsmuster und auch ein stabiles Selbstbild als muslimischer Mann entwickeln konnte, das modern und gleichzeitig islamisch sein sollte. Innerhalb dieses Schutzraumes musste er sicher sein können, dass ich mit ihm darauf achtete, seine religiösen Grenzen einzuhalten, ihm aber dennoch die Entscheidung darüber belassen würde.

Die Panikattacken waren in der Therapie schnell verschwunden, sehr viel schwieriger war es für ihn, einen autonomen Umgang mit den Eltern zu erreichen. Wir schauten uns an, was die Religion wirklich dazu sagt, und prüften den Realitätsgehalt seiner Ängste. Ich hielt mit ihm seine Unsicherheit aus, ermunterte ihn, gewonnene Einsichten umzusetzen, und besprach mit ihm seine bisherigen Erfahrungen. Schließlich forderte er unter Umgehung der stets ängstlich vermeidenden Mutter direkt vom Vater einen Teil des Geldes zurück (»Männersache, Mama!«), das er diesem vor langer Zeit geliehen hatte – und das er zu seiner Überraschung auch erhielt. Damit ermöglichte er seiner Frau, die ihre kranke Mutter mehrere Jahre nicht mehr gesehen hatte, einen mehrwöchigen Besuch in Ägypten, was in der Verwandtschaft seinen Ruf als treu sorgender Ehemann festigte. Er fand eine unbefristete Arbeitsstelle, in der er zufrieden ist. Der Erfolg seiner Frau in einem Integrationskurs machte ihm Mut, einen Alphabetisierungskurs zu besuchen, um beruflich weiterzukommen. Inzwischen hat er eine größere Wohnung in einer besseren Wohngegend. Schließlich begab er sich nach einiger therapeutischer Vorbereitung sogar in urologische Behandlung, sodass nach zwei Operationen erstmals ein normaler Geschlechtsverkehr möglich wurde.

Sowohl bei seiner Frau als auch in seiner Familie erlebte er eine zunehmende Akzeptanz als zuverlässiger und verantwortungsvoller Sohn der Familie. Der Weg dorthin kostete ihn allerdings die Überwindung vieler Ängste, die er ohne die Sicherheit eines muslimischen Therapeuten wohl nur schwer bewältigt hätte. Einen Imam, dem er vertraute, als Seelsorger einzuschalten, wäre nicht ohne Risiko gewesen, da es unter diesen teilweise sehr konservative und unnötig enge Einstellungen gibt, die hier letztlich kontraproduktiv gewesen wären.

Einen sehr einsichtigen Satz hörte ich von meinem Patienten beim Abschlussgespräch, als er meinte: »Wissen Sie, Herr Doktor, ich glaube, der Imam hat sich damals geirrt. Das war kein Schadenzauber, um uns zu trennen, ich konnte nur nicht glauben, dass meine Frau bei mir bleibt, aber sie hat mich trotz meiner Aggressivität nicht verlassen!«

Ein muslimischer Patient braucht nicht unbedingt und in jedem Fall einen muslimischen Therapeuten, aber oft ist es schon hilfreich, und manchmal geht es auch wirklich nicht anders.

Ibrahim Rüschoff

Das Ressourcen-Trüffelschwein

Sexuelle Übergriffe in ihrer Kindheit und andere belastende Lebensereignisse haben die Patientin schwer traumatisiert. Da die ambulante Therapie ihr nicht mehr gut half, wagt die Leiterin einer Klinik ein Experiment mit Intensiv-EMDR.

»Ich trete mit einer ungewöhnlichen Bitte an Sie heran: Seit vielen Jahren arbeite ich mit EMDR und weiß mir mit einer langjährigen Patientin, die frühkindlichen sexuellen Missbrauch durch ihren Vater erlitt, keinen Rat mehr. Nun habe ich auf einer Tagung den Vortrag einer englischen Kollegin über Intensiv-EMDR gesehen und habe meine Patientin gefragt, ob sie sich auf einen solchen Therapiemodus einlassen könne. Sie hat Ja gesagt, und jetzt suche ich einen Ort in Deutschland, an dem so etwas stattfinden könnte.«

Die Sätze dieser E-Mail waren der Beginn einer besonderen therapeutischen Begegnung. Frau S., wie ich sie nennen möchte, hatte bereits viel Schlimmes in ihrem Leben erfahren müssen. Als kleines Mädchen erlitt sie sexuelle Gewalt durch den Vater immer dann, wenn er alkoholisiert war, die depressive Mutter schützte sie nicht. Ein normaler, angstfreier Umgang mit Männern war ihr danach kaum möglich, sie erlebte mehrere bedrohliche und übergriffige

Situationen. Mit viel Anstrengung schaffte sie Schule und Studium und war endlich selbstständig – da riss ein Starkstromunfall an ihrer Arbeitsstelle sie mit Mitte zwanzig erneut aus ihrem Lebensfluss, und sie fand sich auf der Intensivstation eines Krankenhauses wieder. Sie überstand die körperlichen Folgen, die seelischen machten ihr sehr zu schaffen, und Bilder und Gefühle der Kindheit, die sie verdrängt hatte und nicht mehr einordnen konnte, verwirrten sie so sehr, dass sie mehrfach in psychiatrische Kliniken eingewiesen wurde. Dort verstand niemand, was mit ihr los war, was alles nur noch viel schlimmer machte, und zweimal versuchte sie, sich das Leben zu nehmen. Sie überlebte auch diese Krise und schaffte es, beruflich Fuß zu fassen – zwei Leichenfunde, die sie miterlebte, einer davon eine enge Freundin, brachten erneut alles ins Wanken.

Sie hatte das Glück, einen sensiblen und engagierten Psychotherapeuten zu finden, der ihr half, sich wieder zu stabilisieren, und mit Mitte dreißig fühlte sie sich zum ersten Mal in ihrem Leben angekommen. Dann wurden mehrere medizinische Eingriffe notwendig, wie die Versorgung eines Abszesses, eine Zahnbehandlung, eine Blinddarmoperation, in deren Verlauf es zu einem engen Körperkontakt mit dem medizinischen Personal kam und die jeweils dazu führten, dass sie in extreme dissoziative Zustände geriet, ihre Umgebung als surreal erlebte, depressiv und apathisch wurde und wochenlang nicht mehr arbeiten konnte. Auch die Stunden bei ihrem Therapeuten halfen ihr kaum noch, eine Bearbeitung der vermutlich zugrunde liegenden traumatischen Körpererfahrungen in ihrer Kindheit war nicht möglich.

So kam es zur Anfrage an meine Klinik, ob wir in einer einwöchigen EMDR-Intensivtherapie die traumatisierenden sexuellen Übergriffe behandeln könnten. EMDR bedeutet *eye movement desensitization and reprocessing*, also Desensibilisierung und Neuverarbeitung mithilfe von Augenbewegungen oder anderen Formen einer abwechselnden Rechts-links-Stimulierung in einem achtphasigen sehr strukturierten Vorgehen, an dessen Anfang eine intensive Vorbereitung steht. Zentral ist dann ein kurzzeitiges Nachspüren der belastenden Erinnerung bei gleichzeitiger bilateraler Stimulation, so lange, bis die subjektiv erlebte Belastung sich verändert. Dadurch soll die Verarbeitungsblockade der belastenden Erinnerung aufgehoben werden. Am Ende dieses Prozesses erfolgt eine Integration in Erinnerungsnetzwerke, sodass Entwicklungs- und Selbstheilungsprozesse in Gang gesetzt werden können.

Wir ermöglichen unseren Patientinnen und Patienten in der Klinik normalerweise bis zu drei EMDR-Stunden wöchentlich, eingebettet in ein atmosphärisch sehr bewusst gestaltetes freundliches Umfeld und ein reichhaltiges psycho- und körpertherapeutisches Gruppenangebot. Die EMDR-Intensivtherapie, die mein Kollege anfragte, beinhaltet mehrere Stunden EMDR täglich für mehrere Tage.

Es war ein Experiment, auf das ich mich vor allem aus zwei Gründen einließ: Zum einen gab es ermutigende Erfahrungen von Kolleginnen und Kollegen aus Großbritannien und den Niederlanden, die fast *zu* schön waren, und ich war neugierig, ob wir das auch hinbekommen könnten. Zum anderen empfinde ich es als extrem ungerecht, in wie vielen Bereichen Menschen, die in ihrer Kindheit Gewalt ausgesetzt waren, später beeinträchtigt sind, und bin immer wieder bereit, auch Ungewöhnliches auszuprobieren.

In Telefonaten mit Frau S. und ihrem Therapeuten bereitete ich fünf Tage stationärer Therapie vor und es resultierte ein Plan von siebenundzwanzig Stunden EMDR in dieser Woche.

Der spannende Moment der ersten Begegnung im Empfangsbereich der Klinik: eine attraktive, fantasievoll gekleidete Frau von Anfang vierzig trat auf mich zu und sah mich freundlich und offen an. Ich hatte für diesen Tag vier Stunden Therapie vorgesehen, und da sie seit Langem Erfahrung mit EMDR hatte, starteten wir sofort.

Nach einem ersten gegenseitigen Kennenlernen und der Benennung und Stärkung ihrer eigenen Kraftquellen, die ihr in dem, was vor ihr lag, helfen sollten, folgte die genaue Planung und Vorbereitung der Woche. Wichtig für mich war auch, zu wissen, was ich als ihre Therapeutin auf keinen Fall machen sollte, die »Don'ts« der Therapie. Sie bat vor allem darum, sie nicht zu berühren und auch nicht zu fragen, ob ich sie anfassen dürfe. Ich stellte mich ihr als »Ressourcentrüffelschwein« vor, das es als eine seiner Hauptaufgaben sehe, sie mit ihren eigenen Kraftquellen in Verbindung zu bringen.

Anhand der Traumalandkarte, die sie vorbereitet hatte und auf der sechzehn vergangene, aber noch immer belastende Erlebnisse beziehungsweise Phasen aufgeführt waren, legten wir fest, dass wir mit den zeitlich am kürzesten zurückliegenden Ereignissen, den medizinischen Eingriffen, schon am Nachmittag beginnen, dann zu den Leichenfunden, dem Starkstromschlag mit den nachfolgenden psychiatrischen Aufenthalten und Suizidversuchen kommen wollten, um uns erst dann mit den körperlichen Übergriffen in Pubertät und den Gewalterfahrungen der Kindheit zu beschäftigen.

Mit kleinen Variationen hielten wir uns ziemlich genau an den Plan und arbeiteten eine schlimme Erinnerung nach der anderen durch, was belastend und anstrengend war, aber wir blieben ganz eng in Kontakt mit ihren Ressourcen. Es gab sehr viel Struktur, auch Angst und Weinen, aber auch viel Lachen und ein konsequentes Dranbleiben – gemeinsam stellten wir uns den Monstern ihrer Erinnerung und brachten sie mit EMDR zum Verblassen und zum Schrumpfen. Mein Eindruck war, dass die intensive Vorbereitung, der sorgfältige und dichte Plan und seine vollständige Einhaltung wichtig waren. Sie fühlte sich sehr entlastet am Ende, wie befreit, EMDR in der großen Intensität hatte offenbar gewirkt! Ganz zum Schluss kam von ihr ein für mich unerwarteter Wunsch: Ob wir uns zum Abschied umarmen könnten.

Das ist jetzt einige Jahre her und ich habe den Lebensweg von Frau S. weiter mitverfolgen dürfen. Ich habe ihr meine Therapieprotokolle zur Verfügung gestellt, sie mir ihre Tagebuchaufzeichnungen nach den Therapiestunden, und es ist ein Buch entstanden, das ich ihr gewidmet habe. »Beim Lesen Ihrer Seiten hat sich bei mir erneut eine innere Ruhe eingestellt. Dieses Gefühl, von Ihnen verstanden zu werden und dieses innere Chaos sortiert zu haben, ist so gut! Auch nach mittlerweile zwei Jahren bin ich immer wieder überrascht, dass es mir so anders und gut gehen kann und ich mich innerlich einfach viel entlasteter und sicherer fühle. Vielen Dank, dass Sie sich auf dieses Experiment und mich so eingelassen haben! Ganz liebe Grüße von Frau S.«

Susanne Altmeyer

»Haben Sie Angst vor mir?«

Ein Student, der seinen Dealer getötet hat, fordert den Gefängnispsychologen Uwe Kazenmaier immer wieder heraus. Diesen Prüfungen standzuhalten, ist die Voraussetzung für eine tragfähige therapeutische Beziehung.

Mit Menschen im Gefängnis verbringe ich seit vielen Jahren mehr Zeit als mit den meisten Menschen sonst in meinem Leben. Meine Kontakte zu den Inhaftierten bestehen oft Jahre. Ich arbeite als ihr Therapeut, bin aber auch zuständig für die Bewertung ihrer Entwicklung während der Behandlung. Ich erstelle Prognosen über zu erwartendes mögliches kriminelles Verhalten in der Zukunft. Vor dem ersten Gespräch lese ich die Akte, das Urteil, den Haftverlauf sowie Gutachten, um mir einen ersten Eindruck zu verschaffen.

Herr B. hatte im Alter von einunddreißig Jahren seinen Amphetamindealer getötet. Er war von dieser Droge abhängig und hatte sein späteres Opfer um eine Lieferung gebeten. Beim Treffen verlangte er Amphetamin auf Kredit. Weil er jedoch aus früheren Drogengeschäften Schulden bei seinem Dealer hatte, lehnte dieser den Handel ab und forderte, erst einmal die Außenstände zu begleichen. Aufgrund seiner Amphetaminabhängigkeit war der Drang nach der

Droge bei Herrn B. so stark, dass er, um sich in den sofortigen Besitz des Amphetamins zu bringen, den Dealer erwürgte.

Vom Gutachter wird Herr B. mit einem gut durchschnittlichen intellektuellen Leistungsvermögen beschrieben. Persönlichkeitstests zeichnen ihn als »eigensinnig, selbstsicher und durchsetzungsstark, mit deutlichem Autonomie- und Dominanzanspruch« aus. Der Gutachter beschreibt weiter einen Persönlichkeitsstil mit narzisstischen und dissozialen Anteilen und ein Abhängigkeitssyndrom von Amphetamin. Unter beschützten Bedingungen ist er nachweislich abstinent, dies wird regelmäßig überprüft.

Herr B. wuchs in einem Hamburger Villenvorort unter verlässlichen Lebensbedingungen in einem fördernden, vielleicht überbehütenden und verwöhnenden Elternhaus auf. Sein Vater war Lehrer und seine Mutter Architektin. Herr B. trainierte seit seiner Jugend erfolgreich Boxen und Karate. Er hatte vor seiner Haft studiert und stand kurz vor einem Abschluss, den er aber vor sich herschob. Nebenher arbeitete er als Barkeeper, wobei er immer mehr ins Rotlichtmilieu abtauchte.

Herr B. kommt pünktlich zum Erstgespräch. Er ist ein Mann von athletischem Körperbau, sehr groß und muskulös, gut aussehend, mit vielen martialischen Tätowierungen. Es wird sofort klar, dass dieser Mann in der Gefangenenhierarchie weit oben steht. Ich begrüße ihn und biete ihm einen Platz an. Er setzt sich, mustert mich, lächelt und eröffnet das Gespräch, wobei er den Blickkontakt hält: »Haben Sie Angst vor mir?«

Die Eröffnung ist ein wichtiger Moment. Der nächste Zug entscheidet, wie der Kontakt weiter verlaufen wird. »Kürzen wir die Sache ab«, sage ich, »falls wir körperlich kämpfen würden, würde ich natürlich verlieren.« Die Antwort scheint ihn zu irritieren, das Lächeln ist für einen Moment erstarrt. »Ist es für Sie als Mann nicht peinlich, so eine Aussage zu machen?«, fragt er.

»Na, wenn ich in Ihrer verrückten Welt leben müsste, wäre das natürlich ein Problem, aber Gott sei Dank muss ich das nicht, in meiner Welt ist das kein Problem.«

Herr B. scheint Gefallen am Gespräch zu finden, sein Blick wirkt nun weniger spöttisch, eher neugierig. Ich fahre fort: »Ich mache Ihnen ein Angebot. Wenn ich eines Tages ein Problem habe, bei dem ich mich körperlich auseinandersetzen muss, wenn ich mich schlagen muss, frage ich Sie um Rat, da sind Sie offensichtlich richtig gut. Im Gegenzug, wenn Sie eines Tages wissen wollen, wie man ein Leben führt, ohne dass man ständig Schwierigkeiten mit der Justiz bekommt und in den Knast kommt, da fragen Sie mich. Das kann ich offensichtlich besser.«

Herr B. fängt an zu lachen. »Sie sind gut. Okay. Wir können anfangen.« Die Atmosphäre lockert sich auf, ich scheine seiner Prüfung standgehalten zu haben.

Wir sprechen über seine Biografie, und er erzählt von seiner Kindheit. Er hatte immer große Angst vor den Jugendlichen, die ihn gelegentlich ärgerten oder auch mal mehr. Unvermittelt sind wir wieder beim Thema Angst: Der Vater kommt ins Spiel. Er ist ein dominanter und leistungsorientierter Vater, der viel vom Sohn verlangte, aber nie zufrieden war. »Die ganze Atmosphäre zu Hause erstarrte«, wenn der Vater die Wohnung betrat. Er war ein jähzorniger Mann, zu Hause ein Tyrann, nach außen eher ein Feigling. Auf eigenen Wunsch und mit Unterstützung der Mutter begann der Sohn mit dem Kampfsport und trainierte verbissen.

Bald hätten alle Angst vor ihm gehabt. Beim jugendlichen Herrn B. drehte sich bald alles in der Hauptsache um Angst, Selbstbehauptung und Macht.

Die zweite Stunde eröffnet Herr B. anders: »Ich habe mich erkundigt, Sie sind der einzige fähige Therapeut im Haus!« Er kommt rasch zum Punkt: »Wissen Sie, warum ich keine Angst habe, wenn

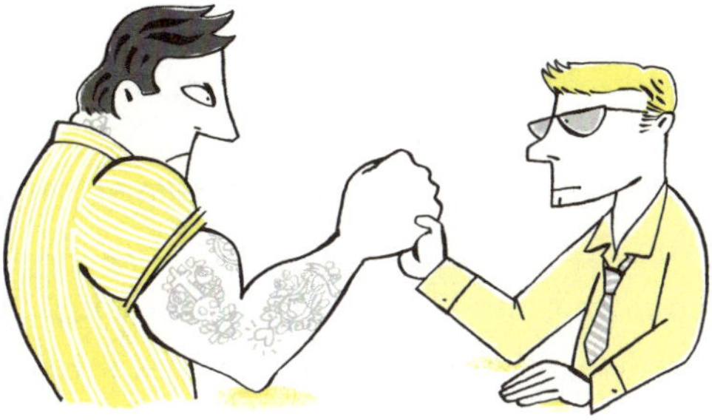

ich nachts allein im Wald bin?« »Nein, sagen Sie es mir.« »Weil ich das Gefährlichste im Wald bin!« Er sieht mich herausfordernd an und lächelt. Sehr schnell wird deutlich, dass dies das zentrale Thema für Herrn B. ist. Die Welt ist voller existenzieller Bedrohungen, die man wachsam im Auge haben, auf die man gefasst sein muss.

Die nächsten Gespräche im Laufe der Arbeit mit Herrn B. sind intensiv. Herr B. verlangt unbedingte Stärke, Souveränität, Klugheit, Konzentration auf seine Person. Er spricht mit großer Offenheit und Schamlosigkeit über sich und seine Gewaltfantasien. Manchmal exhibitionistisch, herausfordernd und schockierend. Er greift verbal an, beleidigt und entwertet, im nächsten Moment idealisiert er mich.

Dies sind wichtige Momente. Halte ich ihn aus, wende ich mich ab, oder ertrage ich ihn? Ist die Beziehung zu mir belastbar, oder lasse ich ihn fallen? Bin ich bereit, ihn zu mögen, so wie er ist? Als Täter, der Monströses getan hat, als jemand, der im Leben versagt hat? Unvorstellbar für ihn.

Sein Wunsch nach Beziehung ist überdeutlich, und zugleich provoziert er immer wieder eine Reinszenierung früherer Beziehungsenttäuschungen. Herr B. ist gefangen in einem Angstdilemma. Er kann mich nicht respektieren, wenn ich in seinen Augen schwach bin, ich bin dann kein Modell für ihn, biete ihm keine Sicherheit.

Bin ich stark, dann bin ich bedrohlich, dann fühlt er sich ausgeliefert und ohnmächtig.

Über die Monate werden die Attacken weniger und die Bereitschaft, mehr von sich zu zeigen, größer. Er bemüht sich im Alltag um ein regelkonformes und konstruktives Verhalten. Seine Vorgesetzten im Anstaltsbetrieb sind mit seinen Leistungen durchgängig sehr zufrieden. Es gelingt ihm – nach einem Rückfall –, drogenabstinent zu bleiben.

Wichtige Themen in der Therapie waren das »Bleiben«, das »Wahrnehmen des Jungen«, das »Respektieren des Erwachsenen«, das »Mögen der Person« in klarer Abgrenzung zur »Ablehnung der Tat«.

Zwischenzeitlich ist Herr B. entlassen, und seine Zukunft ist leider ungewiss. Auch wenn er sich selbst in der therapeutischen Arbeit nähergekommen ist, so ist er zuletzt dennoch deutlich kriminell identifiziert geblieben, auch wenn er Sehnsucht nach einer bürgerlichen Existenz verspürt. Er hat in seinem vergangenen subkulturellen Lebensstil viel narzisstische Aufwertung erfahren, während der »bürgerliche« Weg mit hohen Anforderungen verbunden war, die er nicht mehr erfüllen konnte. Bis jetzt scheint er sich allerdings zu halten, immerhin meldet er sich gelegentlich, um zu berichten oder um Rat zu fragen.

Uwe Kazenmaier

Der Rollentausch

Wer therapiert hier wen? Die Klientin bombardiert den Therapeuten mit persönlichen Fragen und lenkt damit den Blick weg von ihrer Person. Was muss passieren, damit sie sich auf das Therapieangebot einlässt?

»Wie wirkt eigentlich das Tigerbalm, das ich Ihnen empfohlen habe?« Frau M. ist – wie immer – sehr aufmerksam. Ich war wirklich oft erkältet in letzter Zeit. Tigerbalm, hat sie mir versichert, helfe in solchen Fällen gut. Nur, genommen habe ich es nicht, und erkältet bin ich auch noch. »Sie sehen mir immer noch ein wenig blass um die Nase aus«, bohrt sie weiter.

Irgendwann, die Kinder waren aus dem Haus, ihr Mann hatte sich immer mehr in seine eigene Welt zurückgezogen, da hat Frau M. mit Anfang fünfzig die Reißleine gezogen. Schluss mit Ehe, Schluss mit Liebe, auf nach Italien! Sie hat sich dort eigenhändig einen kleinen Hof auf dem Land zum Wohnen hergerichtet, der nächste Nachbar einen langen Spaziergang mit dem Hund entfernt. Drei Jahre hat sie es ausgehalten. Zurück in Deutschland wohnt sie jetzt in einem Häuschen am Stadtrand. Wenn nur diese Müdigkeit nicht wäre. Ihre Hausärztin macht sich Sorgen um sie, weil sie nur noch schläft – zuletzt bis zu vierzehn Stunden am Tag. Erklären kann sie sich das selbst nicht. Die Diagnose auf der Überweisung lautet »Depression, mittelgradige Episode«.

Obwohl sie erst seit ein paar Monaten zurück in Deutschland ist, hat Frau M. schon wieder einige Kontakte geknüpft. Sie ist ohne Frage kontaktstark. Warum nur, frage ich mich, wirkt sie dann so furchtbar einsam?

Derweil macht sie sich Sorgen um mich. »Sie haben aber auch schon mal fröhlicher ausgesehen. Ist alles in Ordnung bei Ihnen?« »Nehmen Sie sich auch mal Zeit für sich?« »Sind Sie schon weiter mit Ihrer Urlaubsplanung?« Ein Feuerwerk an Fragen. Als wolle sie die Rollen tauschen und meine Therapeutin werden.

Therapeutische Gespräche sind häufig merkwürdig ungleichgewichtig. Der eine fragt, der andere öffnet sich. Persönliche Rückfragen an den Therapeuten sind nicht immer gern gesehen. Aber wenn jemand so nett beständig nachhakt? So habe ich Frau M. zunächst doch immer wieder über mich erzählt. Von meinem Urlaub auf den Kanaren, vom Ärger mit der Hausverwaltung. Immer möglichst kurz, immer in der Hoffnung, den Blick anschließend wieder auf sie zurückzulenken.

»Sagen Sie mal, wo haben Sie denn diese schönen Blumen her?«, fragt Frau M., da ist die Stunde zwanzig Minuten alt, in denen ich immer wieder versucht habe, sie nach ihrer therapeutischen Hausaufgabe – einem Stimmungsprotokoll – zu fragen. Also muss ich in die Offensive: »Frau M., mir ist aufgefallen, dass wir immer mehr Zeit darauf verwenden, über mich zu reden. Diese Stunden sind ja dafür gedacht, dass wir an Ihren Problemen arbeiten. Die Zeit hier sollte ganz für Sie da sein. Sollen wir beide versuchen, in Zukunft mehr darauf zu achten?« Dass mir das aufgefallen sei, daran merke sie, dass sie mit einem gut ausgebildeten Therapeuten rede, meint Frau M.: »Wo haben Sie denn die Ausbildung gemacht?«

Vorher hatte ich schon versucht, immer einsilbiger auf ihre Fragen zu antworten, ich habe so getan, als hätte ich sie gar nicht gehört, ich habe schlichte »Nein«- und »Ja«-Antworten gegeben. Nun gehe ich in die Konfrontation: »Frau M., schon wieder kommt es mir so vor, als solle es in der Therapie mehr um mich gehen als um Sie. Wollen wir mal danach schauen, warum Sie denken, dass das für Sie von Vorteil sein könnte?« Das funktioniert überhaupt nicht. Frau M. kommt ohne Absage nicht zu ihrer nächsten Stunde, erst vier Wochen später fragt sie wieder nach einem Termin. Ich brauche einen neuen Ansatz.

In der Therapie den Fokus ständig auf mich zu richten, könnte Frau M. dazu dienen, nicht über eigene Probleme reden zu müssen. Das schont den Selbstwert. Vielleicht versucht sie auch, den Kontakt persönlicher zu gestalten, das therapeutische in ein persönliches Verhältnis umzuwandeln. Doch das kommt im therapeutischen Setting überhaupt nicht infrage. Es ist zudem eine Hypothese, mit der ich schlecht arbeiten kann. Gegebenenfalls müssten wir die Therapie dann sogar abbrechen. Also forsche ich nach dem übergeordneten Ziel. Eine Hypothese, die naheliegt: Frau M. möchte um jeden Preis verhindern, von mir als »Fall« betrachtet zu werden. Weil sie dann den Eindruck bekommt, als Mensch nicht wahrgenommen zu werden. Weil vielleicht genau das der Eindruck ist, den sie auch von ihren anderen Beziehungen hat. Mit dieser Idee und dem Plan für eine sehr simple neue Strategie gehe ich in die nächste Stunde.

»Frau M., sagen Sie mal, wie wirkt das Tigerbalm eigentlich bei Ihnen?«, eröffne ich das Gespräch. Frau M. strahlt, sie hat nur darauf gewartet, dass ich zurückfrage. Auch in den nächsten Stunden sind meine Einstiegsfragen banal und auf ihren Alltag ausgerichtet. »Haben Sie eine schöne Farbe für Ihre Wände gefunden?« »Wie geht's den Nachbarn?« Wenn meine Analyse richtig war, muss unser

»Vorspann« jetzt nach und nach kürzer werden. Er darf nicht dazu führen, dass wir die ganze Stunde verplaudern.

Nach ein paar Wochen wird klar: Mein Plan geht auf. Unser persönlicher Einstieg dauert nur noch zwei bis drei Minuten. Frau M. fühlt sich wahrgenommen, jetzt können wir arbeiten. Sie erzählt mehr und mehr von sich, von ihrem Frust mit anderen. Wie sie mit ihrer Scheidung nicht nur die Ehe, sondern eigentlich alle Menschen aufgegeben hatte. Wie sie den Tag am liebsten im Bett verbringt, weil sie sich nichts davon verspricht, aufzustehen.

Ich habe am eigenen Leib erfahren, warum Frau M. so beständig immer wieder diese Erfahrung macht. Sie beherrscht es perfekt, um Sympathie zu werben. Sie fragt nach und merkt sich genau, was man ihr erzählt. Dadurch wirkt sie erst einmal sehr charmant. Von ihr persönlich erfährt man jedoch fast nichts. Das verhindert, dass andere so auf sie eingehen, wie sie sich das heimlich wünscht. Das erhöht so lange ihren Ärger, bis sie irgendwann den Kontakt abbricht und sich ins Bett legt. In vielen kleinen Rollenspielen üben wir anschließend Gespräche, die sie bisher kaum in ihrem Repertoire hatte: Die eigenen Gefühle benennen, auch wenn sie negativ sind. Wünsche äußern, auch wenn man nicht sicher ist, dass sie erfüllt werden.

Frau M. schläft jetzt nicht mehr so viel. Sie hat sich aufgemacht, noch einmal zu erkunden, welche Rolle sie im Leben anderer spielen könnte. Und welche andere für sie.

Thorsten Padberg

»Was, wenn ich es doch tue?«

Niemand will den Zwanzigjährigen mit sadistischen Gewaltfantasien psychotherapeutisch behandeln. Karoline Klemke lässt sich auf die Arbeit mit ihm ein.

Ich habe fünfzehn Jahre im Versorgungsauftrag Straftäterinnen und Straftäter psychotherapeutisch behandelt. Da die Dosis das Gift macht, kündigte ich und ließ mich in der ambulanten Praxis nieder, in der Hoffnung auf Ruhe und Frieden. Nun ist Berlin bekanntlich ein Dorf, und so landete irgendwann eine E-Mail in meinem Posteingang mit der Bitte, mit einer Psychiaterin am anderen Ende der Stadt zu telefonieren. Ihr Patient hatte sich ein Herz gefasst und von Fantasien erzählt, genauer gesagt sexuellen Gewaltfantasien – und zwar sehr blutigen. Sie war verzweifelt. Es gibt da diese Idee: Sadismus hat man nicht, Sadismus ist man.

Ach, denke ich bei mir, während ich die Mail lese, wie schön ist es doch, dass mich das nicht mehr betrifft. Schließlich muss der Seelenfrieden der Behandelnden auch eine Rolle spielen. Ich telefoniere mit der Kollegin und erzähle ihr, was ich aus meinem beruflichen Vorleben über Sadismus weiß – leise froh, dass es mich nicht erwischt hat. Und sie sagt: »Niemand will diesen Mann psychotherapeutisch behandeln.«

Ich ahne Schlimmes. »Oh nein! Hilfe! Bitte nicht!«, denke ich und sage möglichst harmlos: »Ach, wirklich?!« Und am Ende unseres Gespräches fragt sie mich dann natürlich: »Frau Klemke, wann können Sie ihn sich ansehen?« Ich höre mich sagen: »Freitag um zehn« – und ärgere mich ab da über mich selbst.

Der junge Mann ist Anfang zwanzig, er kommt pünktlich und ist sehr höflich. Ich stelle mich vor. Ich sage ihm, dass es mir schwerfällt, die Verantwortung für seine Behandlung zu übernehmen – und dass es deshalb ein paar Regeln gibt. Er nickt. Drogenabstinenz, Schweigepflichtentbindung, regelmäßige Therapieteilnahme, im Krisenfall Zustimmung zu Medikation und stationärer Behandlung. Was eine Krise ist, entscheide ich.

Ich bin streng für meine Verhältnisse. Dann kann ich ruhiger schlafen, und das ist die Grundlage davon, dass ich tagsüber behandeln kann. Er nickt.

Ich schweige darüber, dass es einen Grund hatte, warum ich aufgehört habe. Dass ich genug von Gewalt habe, dass ich mein Soll geleistet habe. Dass es mich manchmal gequält hat.

Ich sage nicht: »Herrgott, mussten Sie das denn unbedingt erzählen!? Damit erschrecken Sie doch alle!« Stattdessen frage ich ihn aus: Substanzmittelmissbrauch? Emotionaler Zusammenbruch? Keine emotionale Unterstützung? Akute Feindseligkeit? Abwehr von Hilfe? Hohe sexuelle Befasstheit? Opferverfügbarkeit? Vielleicht, nein, nein, nein, ja, ja, ja. Schutzfaktoren: Partnerschaft, Familie, Arbeit? Ja, ja, ja. Offenheit und Therapiebereitschaft? Mehr, als mir lieb ist.

Anamnesen sind bei dieser Diagnose noch nie harmlos gewesen. Ich weiß es schon, bevor ich ihn befrage. Vater drogenabhängig und gewalttätig, Mutter depressiv, ängstlich, wehrlos. Gewalterfahrung über drei Generationen hinweg. Als kleiner Junge war er eingesperrt worden. Tage- und nächtelang allein in einem kleinen

Zimmer. »Der Vater hielt mich wie einen Sklaven«, sagt er. Er sitzt dort aufrecht und starr, während er seine Geschichte erzählt.

Dieser muskelbepackte Mann passt kaum auf meinen Therapiesessel. Der kleine Junge ist groß geworden. Als ich ihn frage, wie er sich gerade fühlt, sagt er: »Ich fühle immer nur ein Nichts.« Und so schneidet er in diesen Körper hinein. Lange weiße Narben überziehen seinen Oberkörper. Er verreibt mit den Händen das Blut, und auf dem Foto, das er mir davon zeigt, sieht es aus, als wäre dieser ganze Mensch nur eine einzige Wunde.

Ich atme aus. Und wann fing das mit den Gewaltfantasien an, frage ich. »Ich war dreizehn, kam nach Hause, und da lag der Vater unterm Küchentisch, ich hatte Angst, dass der stirbt. Hab das Zeug zufällig gefunden, sein Laptop war noch an. Mit den Gewaltpornos, da hab ich mich mal frei gefühlt, überhaupt irgendwas gefühlt. Hab versucht, den Vater zur Suchtberatung zu kriegen, aber der wollte nicht. Der hatte keinen mehr, nur mich. Der wär gestorben, hab alles gemacht für den, geputzt, gekocht.«

Und irgendwann musste es für ihn immer mehr von diesen Gewaltpornos sein. Und der Stoff immer härter, für die gleiche Wirkung. Als Achtzehnjähriger zerschneidet er in seiner Fantasie andere Menschen und es passiert noch einiges Unappetitliches mehr. Er bekommt eine Erektion und einen Orgasmus. Er fühlt sich mächtig und stark und frei. Er sieht die Videos mehrmals in der Woche. Jeder Orgasmus eine Verstärkung.

Sadismus als Traumafolgestörung und operant konditioniert. Er kann damit Dissoziation unterbrechen und Ohnmacht regulieren. Ich erkläre ihm den Zusammenhang. »Sie verstehen was davon!«, sagt er, und ich antworte nicht: »Mehr als mir lieb ist«, sondern: »Sie sind wirklich nicht der einzige Mensch mit diesem Problem.« Und da weicht eine Spannung aus seinem Gesicht, nur für einen Moment.

Wir beginnen mit Verhaltensanalysen, beobachten Auslöser, Verstärker und Hemmer. Und dann reden wir eine Weile nicht mehr über Sadismus. Wir üben atmen, den Körper wahrnehmen und Gefühle unterscheiden. »Wann fühlen Sie sich in Ihrem Alltag hilflos?«, frage ich ihn. Wir üben, sich zu beruhigen und zu sagen, was man denkt. Wir üben, sich zu wehren, Nein zu sagen. Wir benutzen die Vorstellungskraft, um dem ohnmächtigen inneren Kind zu helfen.

Sein Körper wird weicher, und er beginnt, sich wieder zu fühlen. Wir üben Akzeptanz. Und irgendwann stockt mein Atem nicht mehr, wenn er den Raum betritt. Der Panzer bricht auf. Seiner und meiner. Die sadistischen Fantasien werden seltener.

Und eines Tages erzählt er mir, dass er diese berauschende sexuelle Erregung auf anderem Weg nicht fühlen kann. Diese Spannung, diese tiefe Beruhigung danach. Und er erzählt mir von der Idee, die Fantasie in die Tat umzusetzen. Das wäre die Befreiung. Die ultimative Erlösung. Von allem Schmerz, von aller Ohnmacht.

Es gibt die Millisekunde, in der möchte ich die Hände über dem Kopf zusammenschlagen und »So eine elende Scheiße!« schreien. Was Menschen anderen Menschen antun, weil sie Erlösung suchen. Und hinterher sind überall nur Opfer. Manche tot, manche gerade noch lebendig. Es ist zum Verzweifeln.

Ich denke einen Moment nach. – »Nicht einer der sadistischen Täter, die ich behandelt habe, hat dabei Erlösung empfunden. Und alle sahen übrigens zerstört aus und keineswegs erlöst.« Ich denke, er sieht meine Erschütterung.

»Was, wenn ich es doch tue?«, antwortet er mir, und in seinen hellen Augen sehe ich für einen Moment echte Angst. Ich atme ein. Noch nie habe ich diesen Satz von einem sadistischen Täter gehört. Vielleicht bin ich deshalb aus der Forensik weggegangen. Sadismus hat manchmal auch eine Suchtdynamik. Es bedeutet, die Entscheidung für einen Verzicht zu treffen.

Ich höre mich sagen: »Angst warnt uns vor Gefahr. Sie ist ein Schutz!« Wie gut, dass er hier ist. Wie gut, dass er alles erzählt hat. Wie gut, dass ich meine Gegenwehr aufgegeben habe. Wie gut, dass sich niemand quälen muss mit einer ausgeführten Tat.

Es handelt sich bei diesem Fallbeispiel um einen Sadismus im Sinne einer Störung der Sexualpräferenz. Es gibt weitere Formen des Sadismus, die stärker in der Persönlichkeit verankert sind und in anderer Weise behandelt werden müssen, unter anderem die sadistische Persönlichkeitsstörung.

Karoline Klemke

... in Beziehungen

Luststress

David verabredet sich über Dating-Apps zu erotischen Treffen, die aufgrund seiner Erektionsprobleme jedoch meist zu Enttäuschung und Frustration führen. Was braucht er, um sich beim Sex zu entspannen?

Kurz nach seinem Feierabend schaltet sich David, dreißig Jahre, in die Videokonferenz mit mir. Er wohnt in einer weit entfernten Stadt, und wir treffen uns daher online zur Therapie. Die letzte Sitzung liegt schon einige Wochen zurück. In Davids stets höflicher, fast förmlicher Art schwingt heute eine freudige Unruhe mit. »Ja, Frau Eck«, beginnt er, »seit dem letzten Mal hat sich tatsächlich etwas verändert: Ich habe eine Frau kennengelernt. Wir haben uns jetzt schon mehrere Male getroffen, und es ist schon etwas verbindlicher zwischen uns, denke ich.« Er strahlt, als er meine Freude bemerkt.

Ursprünglicher Anlass für die Therapie war allerdings nicht die unerfüllte Sehnsucht nach einer verbindlichen Liebesbeziehung gewesen, sondern die erektile Dysfunktion Davids. Bei unserem ersten Gespräch hatte er von dem Stress berichtet, den es ihm bereitet hatte, mit Frauen, die er über *Tinder* getroffen hatte, nach dem üblichen kurzen Kennenlernen in einer Bar sexuell aktiv zu werden. Jedes Mal hatte er in seinen Augen »versagt«, weil er keine Erektion zustande bekommen hatte, obwohl er gerne mit der jeweiligen Frau geschlafen hätte oder, na ja, mit den meisten. Er hatte bemerkt, dass es ihm komischerweise etwas leichter fiel, sich mit den weniger gut aussehenden zu trauen, aber dann stachen ihm unansehnliche Merkmale ins Auge, die sich am Ende – sprich: im nackten Zustand – abtörnend ausgewirkt hatten. David war es zunächst unangenehm, mir dies Detail zu berichten, weil diese Bewertung von Frauen so machohaft klang, dass es David selbst widerstrebte. Er konnte aber nichts dagegen machen. Bei den in seinen Augen sehr attraktiven Frauen wurde er wiederum so nervös, dass der Stress die Lust fast unmöglich machte. Die Frauen waren zwar meist freundlich und mehr oder weniger souverän mit seinem Penisproblem umgegangen, aber jedes Date war ohne Wiederholung geblieben. David suchte nach einem Ausweg, was für ihn hieß: einen erigierten Penis und ein Date zusammenzubringen. In der Selbstbefriedigung war die Erektion bislang nie ein Problem gewesen. Neun von zehn Malen schaute er dazu Pornos an.

An Davids Situation zeigt sich für mich das Zusammenspiel individueller Muster mit bestimmten Kontextfaktoren. Schüchternheit kannte er seit seiner Kindheit. In der Jugendzeit hatte er sich nie an Mädchen herangetraut, auch wenn er für sie schwärmte. Emotional gefahrlos konnte er sich allerdings sexuell mit Internetpornografie ausleben. Wie viele Jungs seiner Generation wurde David damit groß. Mit Mitte zwanzig wuchs der Wunsch nach »echtem Sex« bei David, so begann er, Dating-Apps zu nutzen. Seine Schüchternheit und sein generell hoher Leistungsanspruch trafen auf einen digitalen Beziehungsmarkt, dessen Spielregeln wenig emotionale Sicherheit bieten und hedonistische Sexwünsche in den Vordergrund rücken. Interessant, dass David diese Bedingungen noch nie bewusst angesehen oder hinterfragt hatte, ehe wir darüber ins Gespräch kamen.

In der Therapie arbeiteten David und ich zunächst seinem Anliegen gemäß auf eine Verbesserung der sexuellen Funktion hin. Er lernte über Wochen hinweg, das Stressgeschehen in seinem Organismus – die Muskelspannung, flache Atmung und hohen Puls – genauer zu beobachten und bei der Selbstbefriedigung zu verändern. Anstatt sich gedanklich anzupeitschen, gewöhnte er sich an, vom Körper auszugehen und Stressspannung zu lösen. Das für ihn störende »Porno-Idealbild« von Frauen wollte er für sich relativieren, also ließ er den Stimulus immer öfter weg, auch wenn es ihm etwas schwerfiel und anfangs die Erektion ohne Film mühsamer zu erreichen war. David merkte allmählich, dass er seinen Körper besser wahrnehmen konnte, wenn er nicht auf den Bildschirm starrte. Ich war erstaunt darüber, dass er an verschiedensten Körperstellen Erregung wahrnehmen konnte, wie er erzählte. Er weckte buchstäblich seine Sinne auf.

Nach einiger Zeit begann ich, David andere Fragen zu stellen: »Wie gefällt Ihnen Ihr Leben insgesamt? Was genießen Sie?« David wurde traurig, als er bemerkte, wie sehr er seit seinem Einstieg ins Berufsleben von den eigenen Leistungsansprüchen getrieben war und darüber vergessen hatte, wie das Leben sich bunt und genussvoll erleben lässt. Er begann in der Folge damit, die Tasse Kaffee zwischen zwei Meetings zu genießen, mehr zu Fuß zu gehen und gezielter Freunde zu kontaktieren.

Und die Dates? Diese erlebte David weiterhin als sozial stressig und erektil wackelig, aber ein Potenzmittel unterstützte ihn dabei, sich auch hier etwas zu entspannen und neue Erfahrungen ein wenig zu genießen. Ich sagte ihm, dass der Kontext »Dating und unverbindlicher Sex« viele Menschen verunsichere und für einen Penis, der sensibel auf Stress reagiere, aber logischerweise in diesem Setting der *front man* sein sollte, nicht der günstigste sei. Mein Rat war, nicht gleich beim ersten Treffen Sex anzustreben, sondern

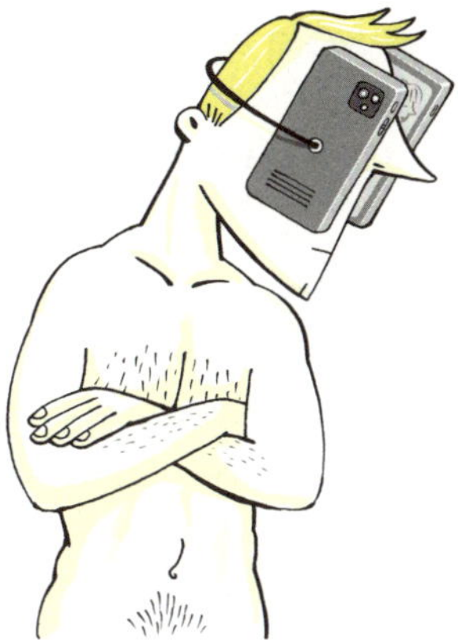

sich mehr Zeit zu geben und das Risiko in Kauf zu nehmen, dass die Frau dann das Interesse verlieren könnte. Ich unterbreitete David meine Vermutung, dass sein Penis in einer vertrauensvollen Beziehung, in der es auch ein bisschen um die Verbindung und nicht nur die Geschlechtsteile gehen dürfe, sich wie ein aufgeregtes Tier peu à peu sicherer fühlen und zum aktiveren Mitspieler entwickeln könnte. Das sah er ein, hatte aber Angst, dass Frauen die Geduld für ein langsames Kennenlernen nicht aufbringen würden.

Umso gespannter bin ich, heute zu erfahren, was es mit der neuen Beziehung auf sich hat. »Ich glaube, Julia ist ernsthaft an mir interessiert und, was die Erektion betrifft, extrem entspannt. Das tut mir gut, und es hat sogar schon ohne Tablette einmal geklappt, als ich sie vergessen hatte. Nicht perfekt, aber ganz okay. Und sie ist auch so ein netter Mensch, es macht Spaß, mit ihr Zeit zu verbringen.« Wenige Momente später verdunkelt sich Davids Gesichtsausdruck auf dem Bildschirm. Er wiegt den Kopf und blickt zu Boden, während er nervös auf seinem Stuhl wippt. »Aber ich möchte da noch etwas mit Ihnen besprechen: Sie, also Julia, gefällt mir schon, auch optisch, aber ich merke, dass mich ein paar Kleinigkeiten an ihrem Äußeren doch irritieren, und das kann mich beim Sex aus dem Konzept bringen. Das beschäftigt mich. Ob es richtig passt zwischen uns. Oder ob das noch mit den Pornos zu tun hat. Verstehen Sie?«

Ich verstehe, und zwar so: »Sie haben gerade gewagt, sich in der realen Welt auf eine reale Frau einzulassen. Dass Ihre jahrzehntelang auf surreal makellose Körperreize trainierte sexuelle Anziehung sich nicht von heute auf morgen umstellen lässt, ist vollkommen klar. Geben Sie sich etwas Zeit, sich daran zu gewöhnen, ohne über Irritationen zu besorgt zu sein. Erst nach längerer Zeit werden Sie klarer sehen, ob das offenbar tolle Gesamtpaket Julia auch sexuell passend für Sie ist oder nicht. Jetzt ist es viel zu früh, um das entscheiden zu können. Hätten Sie Lust, einmal zu schauen, wie Sie mit der Gemengelage am sinnvollsten umgehen könnten?« Natürlich hat er das, denn er mag diese Frau und die Aussicht auf Zugehörigkeit.

In dieser Stunde werden David und ich darüber sprechen, wie er seine Aufmerksamkeit beim Sex von störenden Anblicken hin zu den Dingen lenken kann, die er anziehend findet: ihren Blick, ihren Hintern und die Beine. Wie er ihr sagen kann, in welchem Outfit er sie besonders schön findet, sodass es ein reines Kompliment und kein Optimierungsvorschlag sein wird. Der Schlüssel zur Lösung der Situation wird später aber vor allem wieder darin liegen: dass David es sich erlauben wird, Julias Hunger auf Sex ein wenig zu bremsen, bis er selbst sich in ihrer Gegenwart so entspannt haben wird, dass alle seine Sinne offen und bereit für Schönes sein können.

Angelika Eck

Der Selbstwertspiegel

Die Klientin leidet massiv unter dem plötzlichen Rückzug ihres Geliebten, für den sie ihren Ehemann verlassen hat. Psychotherapeutin Stefanie Stahl zeigt ihr auf, warum ihr Selbstwert vom Verhalten ihres Partners unabhängig ist.

Frau W. (neununddreißig Jahre) kommt zum Erstgespräch in meine Praxis. Unter Tränen berichtet sie, sie habe ihren Mann nach zehnjähriger Ehe wegen eines anderen verlassen. Ihren neuen Partner, Manuel, habe sie bei einer Kunstausstellung in seiner eigenen Galerie kennengelernt. Nach zwei Wochen habe sie ihrem Mann die Affäre mit Manuel gebeichtet. Für den Ehemann sei eine Welt zusammengebrochen. Manuel habe sie indessen angefleht, ihren Mann zu verlassen, sie sei seine große Liebe.

Die folgenden Wochen der Entscheidung waren für Frau W. die Hölle. Sie war hin- und hergerissen zwischen der tiefen Freundschaft, die sie mit ihrem Mann verband, und ihrer Leidenschaft für Manuel. Letztlich siegte die Leidenschaft, und sie zog zu Manuel. Frau W. berichtet weiter, dass Manuel sich einige Wochen nach ihrem Einzug verändert habe. Er habe extrem viel gearbeitet, sei oft reizbar und verschlossen gewesen. Auch habe sein Interesse an Sex plötzlich nachgelassen. Sie habe das Gefühl gehabt, dass er ihr immer mehr entgleite – als stünde plötzlich eine gläserne Mauer zwischen ihnen. Eines Abends habe Manuel verkündet, er könne so nicht mehr weitermachen, sie müssten sich trennen, er liebe sie nicht mehr.

Die Geschichte, die Frau W. erlebt hat, wird mir in vielen Varianten häufig von meinen Klientinnen und Klienten berichtet. Ohne Manuel persönlich zu kennen, liegt für mich als Therapeutin die Vermutung nahe, dass er unter Bindungsangst leidet. Ein typisches Indiz dafür ist, dass er sich nach anfänglicher Leidenschaft krass distanzierte. Die Gefühle von bindungsängstlichen Menschen ändern sich abrupt, sobald eine Beziehung auf die nächste Stufe der Verbindlichkeit wechselt. Das war in diesem Fall der Einzug von Frau W. in Manuels Wohnung. Das Mehr an Verbindlichkeit erlebt der Bindungsängstliche wie einen Freiheitsverlust. Plötzlich fühlt er sich von den Erwartungen seiner Partnerin erdrückt. Hierauf reagiert er mit Rückzug und Abschottung. Die Partnerin ist dadurch massiv verunsichert und gibt alles, um den anderen enger an sich zu binden. Dieser Kampf führt praktisch immer dazu, dass der Bindungsängstliche sich noch mehr zurückzieht. Ein Teufelskreis.

Frau W. geht es wie den meisten in ihrer Situation, sie hat das Gefühl, den Boden unter den Füßen verloren zu haben, weggeworfen und aussortiert worden zu sein. Hört man genauer hin, ist es jedoch nicht der Verlust des Partners, der Frau W. in den Abgrund zieht, sondern die tiefe Angst, versagt zu haben. Bin ich kein liebenswerter Mensch? Genüge ich nicht? Habe ich etwas falsch gemacht? Das Erlebte nagt auf einer ganz tiefen Ebene an ihrem Selbstwert.

Jeder Mensch hat ein tiefes Bedürfnis nach Anerkennung und Wertschätzung. Eine Abfuhr in Liebesdingen ist ein massiver Entzug von Wertschätzung. Man spricht in diesem Zusammenhang auch vom »gespiegelten Selbstwertempfinden«, das heißt, wir erfahren unseren Wert durch die Reaktionen anderer Menschen, die quasi wie ein Spiegel für uns fungieren. Unser Selbstwertgefühl wird wesentlich davon geprägt, wie man uns als Kinder behandelt und aufgenommen hat.

Natürlich hat die Dynamik zwischen Frau W., Manuel und ihrem Mann viele Facetten, die es im Verlauf weiterer therapeutischer Sitzungen aufzuarbeiten gilt. Und natürlich kann kein Therapeut die tiefe Wunde einer Zurückweisung einfach wegzaubern. Aber es gibt eine Intervention, die nicht nur bei Liebeskummer, sondern bei allen Selbstwertspiegel-Problematiken zu tiefer Erkenntnis verhelfen kann. Hierfür bitte ich Frau W., sich in die sogenannte Beobachterposition zu begeben. Sie soll also sich und Manuel vor ihrem inneren Auge von außen betrachten. Am besten so, dass sie und Manuel sich mit einigem Abstand gegenüberstehen. Als ihr das einigermaßen gelingt, bitte ich sie, zwischen die imaginierte Person ihrer selbst und jener von Manuel eine dicke Glaswand zu ziehen. Die Glaswand ist ein starkes Bild, das dabei hilft, sich aus einer persönlichen Verstrickung mit einer anderen Person zu lösen. Nun bitte ich sie, die Anteile aufzuzählen, die aufseiten Manuels dazu beigetragen haben, dass die Beziehung gescheitert ist. Sie sagt: »Er hat sich plötzlich zurückgezogen, ohne mir einen Grund zu nennen. Er hat nicht mit mir gesprochen. Er hat mir keine Chance gegeben!«

Nun frage ich sie, ob sie auch auf ihrer Seite Anteile wahrnimmt, und sie erklärt: »Ich war blind vor Leidenschaft und habe mich Hals über Kopf von meinem lieben, bodenständigen Mann getrennt, ohne Manuel wirklich zu kennen!« Sie seufzt: »Oje, es tut gut, das mal so klar zu sehen!«

Nun bitte ich Frau W., die Verantwortung, die Manuel für das Scheitern der Beziehung hat, gedanklich bei ihm zu belassen und die Verantwortung für ihren eigenen Anteil zu übernehmen. Sie nickt zustimmend. Dann frage ich sie: »Was sagt Manuels Verhalten, also dass er sich verschlossen und dann Schluss gemacht hat, über Ihren Wert aus?« Frau W. benötigt etwas Zeit für die Antwort – ich sehe, wie es in ihr arbeitet. Dann ruft sie aus: »Nichts!« Wieder fließen die Tränen, diesmal vor Erleichterung. Sie erklärt: »Ich habe mich so gequält mit meinen Selbstzweifeln und Vorwürfen, aber wenn ich das alles mit diesem großen Abstand betrachte, stimmt es natürlich: Mein Wert ist vollkommen unabhängig von Manuels Verhalten!«

Frau W. kommt zu weiteren Sitzungen, in denen es um ihr Selbstwerterleben und die Beziehungsdynamik geht – und natürlich sind die Wunden, die Manuels Zurückweisung ihr zugefügt hat, nicht so schnell verheilt. Gleichwohl hat sie einen großen ersten Schritt zu der Erkenntnis vollbracht, dass ihr Wert sich nicht durch den Spiegel anderer Menschen bemessen lässt.

Stefanie Stahl

Mein Raum, dein Raum

Seit Maria mit ihrem Partner zusammengezogen ist, gibt es Streit bis zu Handgreiflichkeiten. Der Paartherapeut versucht zu klären, wie es zu dieser Eskalation kommt – mithilfe von Ratten und Mäusen.

Das Paar, das ich an der Praxistür begrüße, ist von einem Kollegen an mich verwiesen worden. Die Frau ist bei ihm in Therapie. Solche Überweisungen haben den Vorzug, dass zumindest eine Hälfte des Paares therapieerfahren ist – und den Nachteil, dass der andere Teil solide Vorbehalte aufgebaut hat, wenn bisher aus dem Material der therapeutischen Gespräche Waffen für einen Machtkampf in der Beziehung geschmiedet wurden.

Maria ist knapp dreißig Jahre alt, sie hat wache Augen, die im Nu meinen Praxisraum erfassen. Sebastian ist etwas älter, ernst und vorsichtig, auf der Hut. Maria erzählt, wie sie sich auf einer Party bei ihrer besten Freundin kennengelernt haben. Sebastian sei ihr treu, das wisse sie, aber er sei so verschlossen, dass sie nie genau wisse, woran sie mit ihm sei. Und dann sei da noch die Sache mit der Gewalt.

Gewalt in Beziehungen ist immer ein Alarmsignal, ohne Gewaltverzicht ist eigentlich keine Therapie möglich. So bitte ich, genau zu schildern, was passiert ist. »Er hat mich gepackt, sodass ich blaue Flecken an den Oberarmen hatte. Das geht doch gar nicht, das kann ich mir nicht bieten lassen.« »Wie haben Sie die Szene erlebt?«, frage ich Sebastian. »Du musst schon die ganze Geschichte erzählen«, sagt er streng, »du musst auch von deiner Gewalt reden.« »Ich wollte nur in dein Zimmer, weil ich mich nicht so wortlos abfertigen lasse, nur weil du behauptest, du willst jetzt schlafen.« »Ich brauche meinen Schlaf. Ich kann am nächsten Tag sonst nicht arbeiten, ich habe einen anderen Job als du.« »Es ist immer das Gleiche«, hält Maria dagegen, »*deine* Bedürfnisse, *deine* Arbeit, *dein* Schlaf, alles ist wichtiger als ich. Wie soll ich das nur aushalten?«

»Ich habe Maria gepackt und aus dem Zimmer geschoben. Es tut mir leid, dass ich so fest gedrückt habe, ich war schockiert, weil ich so etwas bisher noch nie gemacht habe. Aber Maria lässt einfach nicht locker. Wenn ich zehnmal sage, dass ich jetzt nicht weiterreden will, dann ist es, als ob ich nichts gesagt hätte. Ich denke eben, irgendwann später, wenn wir uns beruhigt haben, können wir das besser klären.« »Wenn der Herr will, wird geklärt. Wenn ich will, wird geschubst!«, fasst Maria ihre Sicht der Dinge zusammen.

Ich nehme es Sebastian ab, dass er kein Schläger ist. Dann versuche ich, dem Paar zu erklären, dass ihre Krise mit dem Zusammenziehen verknüpft ist und dass zwei eigenwillige Erwachsene nur dann zusammenleben können, wenn sie die Fähigkeit entwickeln, ohne Verlustängste loszulassen.

Marias vorheriger Freund hatte sie jahrelang betrogen. Die erlebte Untreue löst auch in der aktuellen Beziehung Ängste aus, die sie durch eine engmaschige Kontrolle der Beziehung zu Sebastian abwehrt. Sie will auf gar keinen Fall das Schicksal ihrer Mutter wiederholen. Aber je mehr Kenntnisse über sein Innenleben sie erzwingen will, desto weniger kann er sagen.

Als wir uns ferienbedingt nach sechs Wochen zum ersten Mal wieder zu dritt treffen, ist Maria ausgezogen. Ihre Beziehung sei jetzt wohl gescheitert, meint sie, die Paartherapie könne wohl nur noch dazu dienen, aufzuklären, warum sie versagt hätten und wie sie es vielleicht nächstes Mal besser machen könnten.

»Aber wir verstehen uns doch gut«, sagt Sebastian. »Wir streiten viel weniger, haben schönen Sex, du übernachtest bei mir und ich bei dir.« Ich frage Maria, was sie zu ihrem Urteil »gescheitert« brachte. Ihre Augen füllen sich mit Tränen. Sebastian steht auf und nimmt sie in die Arme. »Weil ich es einfach nicht bringe«, sagt Maria. »Erst hat mich mein erster Freund betrogen, und jetzt halte ich es mit Sebastian nicht aus und er nicht mit mir. Warum fragen Sie noch? Ich bin gescheitert.« »Das finde ich nicht«, sage ich. »Vielleicht sind Sie zu früh zusammengezogen.« »Ich wollte endlich etwas Festes, etwas Sicheres, ich möchte irgendwann Kinder. Damit bin ich gescheitert!«

»Ich glaube, Sie können gerade jetzt etwas ganz Wichtiges lernen, wenn Ihnen eine feste Beziehung so wichtig ist.« Nun ist Maria neugierig. Sie putzt sich die Nase, Sebastian geht wieder zu seinem Sessel. »Kennen Sie das Sprichwort *A cornered rat will bite the cat?*« »Die in die Ecke gedrängte Ratte beißt die Katze?« »Ich habe die Aggressionen in Ihrer Beziehung so verstanden. Sie haben Ihren Partner durch Ihre Klärungswünsche in die Defensive gedrängt, bis er sich nur noch durch Kälte verteidigen konnte – und je mehr Sie drängten, desto kälter wurde er, und je kälter er wurde, desto mehr mussten sie ihn bedrängen. Wahrscheinlich haben Sie gar nicht bemerkt, wie viel Angst Sebastian verarbeiten muss, wenn Sie ihn so unter Druck setzen.«

»Ich finde, er ist dann streng und übermächtig. Sebastian, stimmt das denn, hast du wirklich Angst vor mir?« »Ich fühle mich als totaler Versager, wenn du mich so mit Vorwürfen attackierst. Ich halte das nicht aus, ich will dann nur noch meine Ruhe.«

»Vermutlich ist es auch umgekehrt so, dass Sie Maria als übermächtig erleben und nur deshalb aggressiv werden, weil sie zwischen Ihnen und dem Mauseloch steht.«

Sebastian lacht und sagt: »Und deshalb fühlen wir uns jetzt besser miteinander, weil jeder wieder seinen sicheren Bau hat, in den er sich zurückziehen kann?«

»Gut möglich«, sage ich. »Aber das ist doch kein Dauerzustand«, wendet Maria ein. »Wenn wir Kinder haben, können wir doch nicht in getrennten Wohnungen leben.« »Die Rede vom Dauerzustand ist Teil des Problems, nicht Teil der Lösung«, sage ich. »Eine Beziehung lebt vom Loslassen und von der neuen Annäherung; so verliert sich allmählich die Angst, im Loslassen den Partner zu verlieren und im Festhalten von ihm aufgefressen zu werden.«

»Wie die Maus in der Ecke«, sagt Sebastian. »Ich finde, wir genießen jetzt erst einmal, was wir haben, und wenn Maria schwanger wird, sehen wir weiter.«

Wolfgang Schmidbauer

»Ich schaffe das nicht!«

Der Schlaganfall verändert die Welt eines Paares komplett. In der Psychotherapie lernt die Klientin, wie sie ihren Partner unterstützen kann, ohne selbst in eine Krise zu geraten.

Frau F. schickt mir eine E-Mail und schreibt: »Mein Mann hat vor vier Wochen einen schweren Schlaganfall erlitten und ist halbseitig gelähmt. Ich schaffe das allein nicht, können Sie mich unterstützen?«

Kaum ist sie da und hat Platz genommen, bricht Frau F. in Tränen aus. Zunächst bin ich still, irgendwann sage ich dann: »Es ist ein schlimmer Schicksalsschlag, der ihrem Mann widerfahren ist, und es muss auch für Sie schrecklich sein. Es ist gut, dass Sie gekommen sind und sich Hilfe holen. Und es ist sehr hilfreich, dass Sie weinen können.« In unserem Gespräch brechen sich die Tränen immer wieder Bahn. Dazwischen erfahre ich einiges über Frau F. und ihren Mann. Beide sind Ende fünfzig und führen eine erfüllte Ehe.

Das Paar war bisher sehr aktiv, beide reisten gerne, ihr Mann arbeitete Vollzeit, sie selbst ist halbtags als Logopädin tätig. Das Leben war nicht immer einfach, vor einigen Jahren war ihr Mann bereits an Krebs erkrankt, konnte aber genesen. Der Schlaganfall kam ohne Vorwarnung und hat von einem auf den anderen Tag die Welt des Paares komplett verändert. Frau F. befürchtet, zusammenzubrechen und selbst in eine Krise zu geraten. Wir vereinbaren, dass sie zu Gesprächen kommt, wenn es die Situation erlaubt.

Über Wochen hinweg stelle ich Frau F. Raum zum Weinen zur Verfügung. Die Tränen fließen, sobald sie sich hinsetzt. Ich bin still, höre zu, trage die Traurigkeit und die Ängste mit. Wie grenzenlos ist der Schmerz angesichts einer schweren Behinderung und lebenslangen Einschränkungen des Partners? Frau F. befürchtet, mir zur Last zu fallen, und hat den Gedanken, dass sie ja gerade jetzt stark sein müsse und die Tränen dazu nicht passen. Ich erzähle ihr nicht nur einmal, wie wichtig die Tränen sind. Wenn der Schmerz da sein darf, ist es viel leichter, ihn auch irgendwann wieder loszulassen. Das gelingt aber nur, wenn man sich nicht in Selbstmitleid oder Anklage verstrickt, sondern mit dem Gefühl verbunden bleibt.

Zunächst gibt es noch Hoffnung, dass die Einschränkungen sich zurückbilden und ihr Mann wieder gehen lernen kann. Doch je länger die Behandlung und die Reha dauern, umso deutlicher zeigt

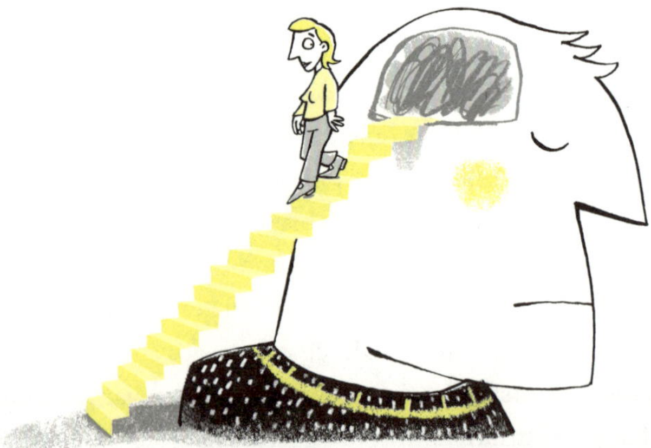

sich, dass die Fortschritte sehr klein sind und das Paar sich auf lebenslange Einschränkungen einstellen muss. Das löst natürlich erneut Angst und ein Empfinden von Hilflosigkeit aus. Vor allem mit dem Ohnmachtsgefühl hat meine Klientin zu kämpfen. Wir arbeiten daran, wie sie die Handlungsmöglichkeiten nutzen kann, die ihr zur Verfügung stehen. Sie lernt zu unterscheiden, welches Handeln sinnvoll ist und welches Handeln nur die Funktion hat, eigene Hilflosigkeitsgefühle in den Griff zu kriegen. So beschließt sie irgendwann, nicht länger im Internet nach weiteren Informationen über die Folgen eines Schlaganfalls zu suchen. Die langen Recherchen bieten ihr keine neuen Erkenntnisse, sie dienen eher dazu, ihr Empfinden von Ohnmacht und Hoffnungslosigkeit vorübergehend abzuschwächen.

Mit der Zeit lässt der Schmerz nach, die Phasen der Tränen werden kürzer. Wir nutzen unsere Gespräche, um darüber nachzudenken, wie Frau F. leben möchte und was realistisch ist. Zunächst hat sie die Vorstellung, dass ihr Leben jetzt eigentlich vorbei sei, wie sie sagt. Ich erzähle von meinen Erfahrungen, dass sich Angehörige oft aufopfern und ihr eigenes Leben aus dem Blick verlieren. Da hört sie sehr aufmerksam zu. Sie weiß, dass ihr das auch passieren könnte, und ist ganz achtsam, um nicht in diese Falle zu geraten. Gemeinsam mit ihrem Mann trifft sie die Entscheidung, dass sie weiter arbeiten wird und eine ausländische Pflegehilfe beide entlastet. Sie will auch ihr eigenes Leben gestalten. Wenn sie sich so engagiert um ihren Mann kümmert, wie sie das tut, braucht sie einen großen Freiraum, um auch ihre eigenen Bedürfnisse leben zu können, die im gemeinsamen Alltag mit ihrem Mann nun weniger Platz haben. Sie mietet ein paar Häuser weiter eine kleine Wohnung, die sie zum Atelier umbaut, in dem sie einen alten Traum, das Malen, verwirklichen kann. Das Atelier wird zugleich ihr Rückzugsort, denn sie braucht ab und zu die Möglichkeit, Abstand zum gemeinsamen

Alltag zu finden. Außerdem lässt sie das gemeinsame Haus renovieren. Die notwendigen Umbauarbeiten für das Leben mit dem Rollstuhl nutzt sie, um auch das Wohnzimmer und andere Räume im Haus neu zu gestalten.

Insgesamt kommt Frau F. etwa drei Jahre lang zu knapp dreißig Gesprächen zu mir. Im dritten Jahr sagt sie immer häufiger »Mir geht es gut«. Und sie zweifelt: »Stimmt mit mir etwas nicht, dass es mir so gut geht?« Ich sage: »Wer zwei Jahre bereit war, sich dem Schmerz zu öffnen und zu trauern, der darf irgendwann ernten.« Es geht sogar vielen Menschen so: Studien zeigen, wer im Lotto gewinnt, wird nicht unbedingt glücklicher, und wen ein schwerer Schicksalsschlag trifft, kann oft erstaunlich gut damit umgehen.

Im Falle meiner Klientin hat sich vieles in ihrem Leben grundlegend verändert: Ihr Mann braucht häufig Unterstützung von ihr. Manches ist heute nicht mehr möglich, längere Reisen etwa; ihr Mann ist oft depressiv, und die Sexualität ist eingeschränkt. All das ist schwierig, aber meine Klientin stellt sich diesen Herausforderungen, und zwar nicht, indem sie sich die Realität schönredet oder sich selbst bedauert, sondern indem sie bereit ist, das Leidvolle anzunehmen, und dadurch offener wird für das, was weiterhin gut ist im Leben. Da ist zum Beispiel die Beziehung der beiden, die unter der Behinderung nicht gelitten hat. Dass ihr Mann nicht mehr arbeitet, ermöglicht neue Freiräume und gemeinsame Zeit.

Besonders belastend sind für das Paar allerdings manche Reaktionen von außen: die mitleidigen Blicke der Nachbarn und auch die Freundschaften, die zerbrochen sind, weil für einige Menschen im Umfeld des Paares der Rückzug leichter schien als eine Auseinandersetzung mit der Erkrankung.

Andreas Knuf

Das eigene Nein bejahen

Die Situation ist festgefahren: Er will Sex, sie fühlt sich unter Druck gesetzt. Kann der seit Jahrzehnten bestehende Teufelskreis durchbrochen werden?

Ein Ehepaar Anfang fünfzig möchte eine Paartherapie beginnen. In ihrem Anschreiben formulieren sie einen jahrzehntelangen Konflikt um die Frage, wie oft sie Sex haben und wer ihn initiiert. Dabei erlebt sich der Mann als ewig Wartender, seiner abwehrenden Frau endlos ausgeliefert. Die Frau erlebt sich als ewig unter Druck Gesetzte, die mittlerweile gar keinen Spielraum mehr spürt, überhaupt noch eigene Lust zu entwickeln. Einmal pro Woche macht sie um des Friedens willen mit. Oft erlebt sie den Sex dann als okay, ohne dass sie mehr davon möchte. Seine Verletzung über das Zuwenig, das er erlebt, überschattet inzwischen andere Bereiche ihres Miteinanders. Trotz zweier therapeutischer Anläufe ist das Paar nicht weitergekommen. Sie lieben sich und möchten zusammenbleiben, aber ihr Leidensdruck ist mittlerweile immens hoch.

Solche Anfragen lese ich zunächst mit großem Respekt. Als Erstes frage ich mich, was ein dritter therapeutischer Versuch bei einem so leidvoll-stabilen Konflikt erbringen könnte. Wie kann ich ihnen weiterhelfen? Genau das werde ich im Erstgespräch sorgfältig mit ihnen erörtern, damit wir nicht naiv in ein weiteres Projekt mit Enttäuschungspotenzial starten, sondern die Risiken und Preise der Veränderung von Anfang an mitdenken.

Ich begegne zwei angenehm klugen, herzlichen und bodenständigen Menschen. Ihre Konfliktspannung haben sie spürbar mitgebracht. Die Frau atmet immer wieder schwer und ist den Tränen nahe, der Mann wirkt körperlich unter Strom, wütend und muss sich sichtlich anstrengen zuzuhören, ohne ihr ins Wort zu fallen. Zugleich können sie mit etwas Distanz über ihr Problem sprechen und spürbar benennen, dass sie einander mögen.

Ich frage nach, woran die beiden vorherigen Therapien scheiterten. Er antwortet: »Die erste Therapeutin war auf der Seite meiner Frau, die zweite auf meiner Seite. Das ging dann nicht gut.« Ich notiere für mich, dass ich Fuchs und Hase sein muss, um mich dem Konflikt dieses Paares allparteilich zuzuwenden und für beide hilfreich zu sein. Das spreche ich dann auch aus und bitte sie, mir sofort ein Zeichen zu geben, sollten sie mich als parteiisch erleben.

Dann erkunde ich mit ihnen die Konfliktsituation näher. Während die Frau sagt: »Weil du mich so unter Druck setzt, rutsche ich immer mehr in die Reserve – immer nur das eine Thema! Ich würde mittlerweile am liebsten ganz ohne Sex leben«, verdeutlicht der Mann: »Weil du mich am ausgestreckten Arm verhungern lässt, von dir aus nie Sex anbietest und maximal unklar darüber bist, ob, was und wann du willst, wenn ich es vorschlage, reagiere ich so frustriert.« Beide Positionen zusammen ergeben einen Teufelskreis, in dem das Verhalten des einen Partners die unerwünschte Reaktion der anderen triggert und umgekehrt. Beide sehen das ein, erleben sich aber als alternativlos. Sie: »Wenn ich mich nicht wehre, habe ich das Gefühl, ausgelöscht zu werden.« Er: »Wenn ich nicht mehr fordere, kommt erst recht nie was.« Ich kommentiere: »Ich verstehe gut, dass Sie beide enorm leiden. Zugleich halten Sie dieses

Leiden schon unsagbar lange aus. Obwohl sich nichts ändert, bleiben Sie. Und Sie hoffen immer weiter, dass der/die andere sich endlich ändert, während Sie jeweils selbst immer das Gleiche machen. Das finde ich interessant.« Beide müssten für Veränderung etwas auf- und hergeben oder sich aus der eigenen Komfortzone herausbewegen, was ihnen aber unmöglich erscheint.

Welche Veränderung wünschen sie sich? Der Mann antwortet: »Wenn ich den Eindruck hätte, du befasst dich mit deiner eigenen Sexualität, wäre es schon besser für mich. Und wenn du wenigstens klar sagen würdest: Heute geht nichts mehr, aber morgen.« Sie darauf: »Ja, dann müsstest du mir nicht mehr so viele Sexbücher auf den Nachttisch legen … Mir wäre geholfen, wenn du mich deinen Frust nicht spüren lassen und mir insgesamt mehr Zeit geben würdest.« In den ersten Sitzungen bewegen wir uns immer wieder in dieser Pattsituation und ihren Kosten für beide Partner. Was hieße es, selbst etwas zu ändern, um den Bedürfnissen des Partners bzw. der Partnerin aus eigenem Willen entgegenzukommen?

In der Folge kommt die Frau zu zwei Einzelsitzungen zu mir, um für sich einen klareren Stand zu finden. Sie nimmt daraus mit, dass sie zu ihrem Nein stehen und sich abgrenzen will. Bislang hat sie aus schlechtem Gewissen wachsweiche Neins kommuniziert, die ihren Mann noch mehr geärgert haben. Jetzt kann sie sagen: »Ja, ich will nicht. Nicht jetzt, nicht dann. Und noch nie war mir Sex besonders wichtig. Ich stehe dazu, auch wenn es dir wehtut. Ich muss dann aushalten, dass du frustriert bist.«

Wieso sollte das ihm weiterhelfen? Erstens hat er als Wunsch formuliert, dass sie klarer sein soll. Aber das ist nicht alles: Nur wenn sie das eigene Nein bejaht, kann sie sich als autonom erleben. Sie ist Herrin im eigenen Haus, dessen Tür sie zumachen kann. Dabei kann es dauerhaft nicht stehen bleiben, aber dieser erste Schritt ist unverzichtbar. Denn nur wenn die Tür zu ist und sie sich nicht mehr so stark von seinen Erwartungen bestimmen lässt, kann sie sich im eigenen Haus umsehen und spüren, was sie will. Diese Schritte sind hoch eigenverantwortlich. Zum Beispiel muss sie sich entscheiden, sich im Alltag mehr Zeit einzuräumen, um Stress abzubauen und Kontakt mit ihrem Körper aufzunehmen. Sie entscheidet sich dafür – das nimmt ihr Mann wahr und goutiert es. Aber es reicht ihm natürlich nicht, denn er bekommt nach wie vor nicht, was er sich wünscht: ihr Begehren. Außerdem ist er gefordert, wenn sie zum Beispiel sagt: »Abends bin ich zu müde für Sex. Wenn, dann passt es mir morgens besser, könnten wir das ausprobieren?« Jetzt muss er sich bewegen.

In der Folgesitzung berichten beide einen wichtigen Fortschritt: Er hat ihr tatsächlich mehr Spielraum gelassen, den sie als Vertrauensvorschuss interpretierte. Dadurch konnte sie sich freier und froher bewegen, und sie hat bereits einige Male Sex vorgeschlagen – ohne eigenes Verlangen, aber als freiwillige Entscheidung dafür, den Appetit beim Essen kommen zu lassen. Immer noch nicht optimal für ihn, aber vielleicht das, was realistisch möglich ist.

Wir zeichnen genau nach, wie sie das geschafft haben, damit sie in der Lage sein werden, es zu wiederholen. Ich erwarte die beiden in der nächsten Sitzung mit einigen weiteren Fortschritten und einigen Rückfällen. Dann wird es darum gehen, weiterhin anzuerkennen, dass sie immer wieder Ja zur Beziehung mit einem Partner sagen wollen und können, der an entscheidender Stelle nicht so ist, wie sie es sich wünschen. Sollte die Situation der erotischen Annäherung weiterhin positiv stabil sein, möchte ich mit dem Paar als Nächstes über die Qualität ihrer Erotik sprechen, denn was sich für beide gut anfühlt, werden beide noch lieber und natürlicher aufsuchen.

Angelika Eck

Hat dieses Paar noch Herzschlag?

Herr L. setzt seine Frau beruflich stark unter Druck, sie reagiert mit Rückzug. In einer Imaginationssitzung versucht die Paartherapeutin zu ergründen, was hinter dem Konflikt steckt.

Letztes Jahr habe ich begeistert die Serie *The Good Doctor* gesehen, in der der autistisch-geniale Protagonist regelmäßig seine bereits tot geglaubten Patientinnen und Patienten zurück ins Leben führt und plötzlich auf dem OP-Monitor wieder ein Herzschlag zu sehen ist. Vielleicht geht mir deshalb seit einiger Zeit die Frage »Hat dieses Paar noch einen Herzschlag?« durch den Kopf, wenn ein Paar vor mir sitzt, das verzweifelte und verbitterte Kämpfe miteinander ausficht. So auch in der Sitzung mit dem Paar L., beide Ende dreißig, seit etwa zehn Jahren zusammen.

»Wieso kannst du nicht einfach mal mutig sein? Du bleibst ständig hinter deinen Möglichkeiten, immer schiebst du irgendwelche Gründe vor, und nun lügst du sogar!« Herr L. ist außer sich; seit Jahren versucht er, seine im sozialen Bereich tätige Frau davon zu überzeugen, eine Leitungsfunktion anzunehmen oder einen Jobwechsel zu erwägen, was mit mehr Verantwortung oder Gehalt einherginge. Nun hat er auch noch herausgefunden, dass sie sich auf eine Stelle, mit der sie geliebäugelt hatte, doch nicht beworben hat. Frau L. fühlt sich unter Druck gesetzt: Einerseits würde sie sich beruflich gerne weiterentwickeln, andererseits lähmen sie die hohen Erwartungen ihres Mannes. Als Folge zieht sie sich in sich zurück und vermeidet es, mit ihm über Berufliches zu sprechen. Auch emotional entfernt sie sich immer weiter von ihrem Mann.

Herr und Frau L. streiten über verschiedene Themen, die in der gleichen Konfliktdynamik enden: Herr L. will darüber reden – und redet und drängt und wird vorwurfsvoll. Frau L. möchte in Ruhe gelassen werden – sie verstummt, weint und versucht, ihm aus dem Weg zu gehen.

Paare fokussieren während eines Konflikts in der Regel die inhaltliche Frage – im Fall von Herrn und Frau L. also Frau L.s berufliche Entwicklung. Das typische Vorgehen in der Paartherapie sieht vor, statt auf den Inhalt eher auf die Paardynamik zu schauen, also das Konfliktmuster – in diesem Fall Frau L.s Tendenz, die Position der Vermeidung einzunehmen, und Herrn L.s Tendenz zum Kampf. Dabei versuchen wir, die Gefühle hinter diesen Bewältigungsstrategien zu verstehen. Manchmal lohnt es, noch einen Schritt tiefer zu gehen und die Gefühle mit der individuellen Biografie in Verbindung zu bringen, da sich häufig ein Stück der eigenen Geschichte mit in die gegenwärtige Situation hineinschiebt.

Für dieses Vorgehen entscheide ich mich in der Sitzung. Ich möchte mehr darüber erfahren, was es mit dem starken Druck auf sich hat, den Herr L. in sich spürt und den er komplett auf das »Fehlverhalten« seiner Frau attribuiert. Dafür lade ich beide ein, in einer Imagination in Herrn L.s individuelle Geschichte einzusteigen, man könnte sagen, eine gemeinsame Reise in seine Kindheit anzutreten. Ich bitte zunächst beide, die Augen zu schließen – Frau L. bitte ich, sich komplett auf die Erlebniswelt ihres Mannes einzulassen, und Herrn L. leite ich an, den starken Druck, den er beschreibt, im Körper zu spüren. Herr L. empfindet ihn als Knoten im Bauch, als starke Unruhe und einen Druck im Kopf. Ich bitte Herrn L., sich im Kontakt mit dem Gefühl zurück in seine Kindheit zu begeben und zu schauen, welche Bilder dabei auftauchen.

Vor Herrn L.s innerem Auge steigen mehrere Szenen auf, in denen er hilflos vor dem Bett seiner Mutter steht oder allein mit den beiden jüngeren Schwestern zu Hause ist. Wir befassen uns mit einer der Situationen genauer. Ich bitte Herrn L., aus dem Gefühl des Jungen heraus zu sprechen. Herr L. beschreibt die Last, die er fühlt. Sein Vater ist vor wenigen Jahren gestorben, kurz nachdem die Eltern aus Indien nach Deutschland gekommen waren. Seitdem trage er, der achtjährige Junge, eine große Verantwortung für die Familie. Seine Mutter, die er sehr liebe, komme oftmals aufgrund von Depressionen nicht gut aus dem Bett, was ihn sehr besorge. Wir können sehen, dass der kleine Junge von damals aufgrund der tragischen Situation zu Hause sehr viel Verantwortung tragen muss. Seine Lösung ist, sich selbst immer weiter »zu pushen und nicht aufzugeben« und auch seine kleinen Schwestern anzutreiben, um das Familiensystem am Laufen zu halten. Die große Angst des Jungen ist, dass das Jugendamt auf die Familie aufmerksam und die Familie auseinandergerissen wird.

Ich bitte Frau L., das Gefühl zu beschreiben, das sie spürt, während sie die Szene vor ihrem inneren Auge miterlebt. Frau L., die sonst in den Sitzungen eher zurückhaltend ist, spricht klar und warm direkt in Richtung ihres Mannes: »Es tut mir leid, dich so leiden zu sehen. Es ist so traurig, und gleichzeitig kann ich gerade besser verstehen, wie du dich entwickelt hast. Du stehst unter so viel Druck und hast solche Angst.« – Da ist er, der Herzschlag. Wenn Paare beginnen, sich wieder mit Empathie zu begegnen, etwas von dem anderen Menschen zu verstehen und sich zu öffnen, beginnt das Paarsystem wieder zu leben. Auch Herr L. fühlt es. Anders als sonst ist er nun ganz still. Frau L. fragt, ob sie ihn berühren darf, noch immer mit geschlossenen Augen. Er nickt und lässt es zu, dass sic scinc Hand nimmt.

Ich frage nun den Jungen in der Szene, was ihm helfen würde, was er am meisten brauche. Jemanden, der sich mit kümmert, und die Gewissheit, dass die Familie zusammenbleibt. Er habe einfach so große Angst um alle, beschreibt der Junge. Herr L. wechselt dann von selbst die Ebene und fügt aus der Sicht des Erwachsenen hinzu: »Mir war nicht klar, welche Angst da immer in mir war. Und ja, auch heute fühlt es sich so an, als würde ich allein die Verantwortung für alles tragen.« Frau L. antwortet: »Aber das tust du nicht. Wir sind doch ein Team. Ich bin bei dir, wir machen das zusammen. Du musst mir nur auch vertrauen, dass ich die Dinge einfach manchmal anders mache, als du sie dir vorstellst. Aber allein bist du nicht.« Ihre Stimme ist dabei ruhig, warm und klar.

In dieser Stunde haben wir ein zentrales Puzzlestück der Paarsituation verstanden. Der Druck, den Herr L. spürt und zu lösen versucht, indem er seine Frau »antreibt«, hat viel mit seiner eigenen Geschichte zu tun. Der Junge von damals entwickelte als Lösungsstrategie, immer weiterzumachen und dafür zu sorgen, dass auch seine Schwestern weiterfunktionierten, um die Familie zusammenzuhalten und seine Mutter zu entlasten.

Herrn L.s Entwicklungsaufgabe besteht darin, seinen Druck mehr als Teil seiner Geschichte zu verstehen und weniger als Resultat der Tatsache, auch aktuell die komplette Verantwortung für die Familie allein zu tragen. Anstatt seine Frau weiter anzutreiben, muss er lernen, ihr zu vertrauen und Raum zu geben, damit sie in ihrer Weise Verantwortung übernehmen kann. Frau L. wiederum kann besser den überforderten kleinen Jungen hinter dem »gestressten« Mann erkennen und ihm signalisieren, dass er nicht allein ist, anstatt sich weinend zurückzuziehen und ihn ohne Antworten stehen zu lassen. Anstatt über kleinteilige Inhalte zu streiten, können beide nach dieser Sitzung mehr von ihrer Dynamik verstehen.

Wesentlicher als das »kognitive Verständnis« füreinander ist das »emotionale Verständnis« für das Erleben des anderen. In der Imaginationsübung konnte Frau L. in die Erlebniswelt ihres Mannes einsteigen und miterleben, was er erlebt hat. Auf diese Weise wurde ihr emotionales Verständnis aktiviert. Die Möglichkeit, sich wieder empathisch zu begegnen, belebt nicht selten die blockierten Gefühle füreinander, Puls und Herzschlag kehren zurück.

Eva Frank-Noyon

Das Schattenkind

Der Klient steht zwischen zwei Frauen, die eine Entscheidung fordern. Doch dieser Konflikt stellt aus Sicht der Therapeutin gar nicht das eigentliche Problem dar. Welche Rolle spielt das Schattenkind?

Der zweiundvierzigjährige Klient wirkt wesentlich jünger: Er ist trainiert, tätowiert, lässig. Im Gespräch zeigt er sich jedoch nicht cool oder gar abgeklärt, sondern macht einen emotional warmen und zugewandten Eindruck.

David erzählt, dass er unter einem Entscheidungskonflikt leide. Er befinde sich in einem Dreiecksverhältnis mit zwei Frauen, die voneinander auch wüssten. Sie setzten ihn beide unter Druck, eine Entscheidung für die eine oder andere zu treffen, aber er sei hierzu einfach nicht in der Lage. Die Situation sei für alle Beteiligten schlimm, und er schäme sich auch dafür. Beide hätten sehr unterschiedliche Vorzüge: Die eine sei sehr klug, sie führten tolle Gespräche, aber es mangele ihr fast gänzlich an Humor. Bei der anderen verhalte es sich genau umgekehrt. »Am liebsten wäre es mir, man könnte aus beiden eine machen«, erklärt er mit einem selbstironischen Lächeln. Er habe schon umfangreiche Listen mit »Pros und Kontras« für die eine und andere Frau erstellt, aber auch dies habe ihn keinen Schritt weitergebracht. Er hänge an beiden Frauen und könne sich von keiner trennen.

Aus meiner therapeutischen Erfahrung weiß ich, dass derartige Entscheidungskonflikte meist mit einer unbewussten Bindungsangst einhergehen. Eine Entscheidung kann man deswegen nicht durch eine Abwägung der Vorzüge und Schwächen der »Kandidatinnen« herbeiführen. Auch David tritt mit diesem Lösungsversuch auf der Stelle. Ich frage ihn nach früheren Beziehungserfahrungen und will wissen, ob er sich bei anderen Partnerinnen besser festlegen konnte. Er berichtet von seiner längsten Beziehung, die sechs Jahre gehalten habe. Melanie und er hätten wirklich gut zusammengepasst, doch ihr Wunsch nach einer gemeinsamen Wohnung habe ihm den Hals zugeschnürt, so David.

An dieser Stelle hake ich nach: »Was schnürt Ihnen den Hals zu bei der Vorstellung, mit Ihrer Freundin zusammenzuziehen?« Er habe das Gefühl, nicht wirklich er selbst sein zu können, wenn seine Freundin in der Nähe sei. Nach einem langen Tag möchte er mit einem Bier auf der Couch abhängen. Wenn seine Freundin jedoch da sei, dann müsse er ihr ja irgendwie Aufmerksamkeit schenken und sich um sie kümmern. »Aha! Da haben wir ja den Grund für Ihre Beziehungsprobleme!«, rufe ich aus, woraufhin David mich verblüfft anschaut.

Bindungsängstliche tragen die tiefe und zumeist unbewusste Überzeugung in sich: Entweder lebe ich in einer Beziehung – *oder* ich bin ein freier Mensch! Die Partnerschaft, so empfinden sie es, steht gewissermaßen im Konflikt zu ihrem eigenen Leben. Nach der ersten Verliebtheit fühlen sie sich recht bald von den Erwartungen ihrer Partner nach Nähe und Gemeinsamkeit eingeengt. Sobald die Beziehung verbindlich wird, mutiert der Partner in den Augen der Betroffenen zum Invasor und Freiheitsdieb. Ihre Gefühle erkalten, sie gehen auf Distanz. Manche lassen sich nur auf Fernbeziehungen ein, bei denen der benötigte Freiraum von vorneherein gegeben ist. Aber auch eine Dreiecksbeziehung lässt ausreichend Rückzugsräume, um die Angst vor Nähe in Schach zu halten.

Die Lösung für dieses Problem lautet: Ich bin frei *und* in einer Beziehung. Das Gefühl der Freiheit in einer Beziehung entsteht, wenn man sich authentisch verhält und zu seinen Bedürfnissen steht. Konkret würde dies für David bedeuten, dass er sich gestattet, nach einem langen Arbeitstag auf der Couch abzuhängen, auch wenn seine Freundin in der Nähe ist. David trägt nämlich wie seine Leidensgenossinnen und -genossen die tiefe Überzeugung in sich: Wenn ich will, dass du mich liebst, so muss ich deine Erwartungen erfüllen! Deswegen glaubt er, dass er sich nicht frei verhalten kann, wenn er mit seiner Freundin zusammen ist. Derartige psychische Programme entstehen, wenn man sich als Kind nicht wirklich von seinen Eltern geliebt gefühlt hat – zumindest nicht unter der Bedingung, dass man so ist, wie man *wirklich* ist.

Die Entscheidung, die David zu treffen hat, hat also wenig mit den vermeintlichen Vor- oder Nachteilen seiner beiden Kandidatinnen zu tun, sondern führt über sein Selbstwertgefühl. Als ich David dies zurückmelde, ist er überrascht: »Ich habe doch ganz viel erreicht im Leben, bin auch fit und sportlich und sehe doch nicht übel aus. Ich dachte, mein Selbstwert wäre ganz okay!« Ich antworte, das seien auch alles richtige Überlegungen, und er könne zu Recht stolz auf sich sein. Aber vermutlich gebe es da noch eine tiefere Ebene, ein sogenanntes Schattenkind in ihm, das vielleicht ganz anderer Auffassung sei. Das Schattenkind steht in meinem Therapieansatz für jene Kindheitsprägungen, die unsere »negativen Störprogramme« erzeugt haben.

Wie sich im weiteren Gespräch herausstellt, entstammt David keiner rosigen Kindheit. Sein Vater war ein Alkoholiker, der die Familie tyrannisierte und die Mutter schlug. Die Eltern trennten sich,

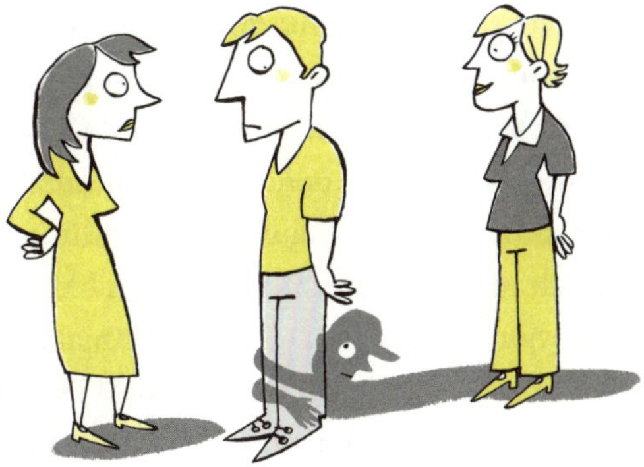

als David sechs Jahre alt war. Seine Mutter blieb alleinerziehend mit vier Kindern zurück und war heillos überfordert. Der kleine David war ihr eine besondere Last – aggressiv und kaum zu lenken. Während David mir seine Geschichte erzählt, frage ich ihn: »Wie fühlt sich das jetzt in Ihnen an?« »Traurig«, erklärt er, »ich war das schwarze Schaf und ich kann das immer noch fühlen.«

»Okay«, sage ich, »jetzt sind Sie mit Ihrem Schattenkind in Kontakt. Wie denkt das Schattenkind über sich?« »Ich bin schlecht, ich bin böse, keiner will mich haben«, entfährt es David spontan. »Wenn Sie jetzt noch einmal an Ihre Liebesbeziehung zu den zwei Frauen denken, was fühlt Ihr Schattenkind?« »Es fühlt, dass es sowieso keiner Frau gerecht werden kann und verlassen wird«, antwortet er, während ihm die Tränen über die Wangen laufen.

Nun frage ich ihn, ob ich einmal mit seinem Schattenkind sprechen dürfe, was er bejaht. Nachdem ich ihn kurz auf die folgende Intervention vorbereitet habe, richte ich diese Ansprache an sein Schattenkind: »Oh je, du armes Kind. Du hattest es wirklich schwer mit Mama und Papa. Papa hat immer nur gesoffen und war total aggressiv, sodass du wirklich Angst vor ihm hattest. Deine Eltern haben sich ständig gestritten, und Papa hat die Mama geschlagen.

Du warst ganz allein und hattest furchtbare Angst. Als Papa dann endlich weg war, wurde es auch nicht besser. Mama war total überfordert, und du warst immer noch ganz einsam. Das alles hat dich furchtbar wütend gemacht, und deine Wut hast du an deinen Geschwistern ausgelassen. Und weil das alles so schlimm war, denkst du heute noch: ›Ich bin ein schlechter Junge und keiner will mich haben!‹ Aber bitte hör mir gut zu: Das war alles nicht deine Schuld. Papa hätte einen Entzug machen müssen und Mama eine Psychotherapie. Nun stell dir bitte einmal vor, du hättest ganz heile Eltern gehabt, die fast alles richtig gemacht hätten. Dann wüsstest du, dass deine Eltern unheimlich stolz sind, so einen tollen Jungen zu haben. Dass sie dich ganz arg lieb haben und kein anderes Kind der Welt gegen dich eintauschen würden. Du bist liebenswert und genügst vollkommen, so wie du bist.«

David weint und sagt, so lieb habe noch nie jemand mit ihm gesprochen. Und es stimme ja, seine Eltern hätten viele Fehler gemacht, und sein inneres Programm, sein Schattenkind, sage eigentlich gar nichts über seinen tatsächlichen Wert aus, sondern lediglich darüber, wie schlimm es damals gewesen sei. In weiteren Sitzungen wird David lernen, seinem Schattenkind selbst ein guter »Papa« zu sein, der es liebevoll lenkt. Und vor allem wird er lernen, sich nicht mehr mit seinen negativen Glaubenssätzen zu identifizieren, sondern sie klar zu erkennen als das, was sie sind: ein falsches Echo aus der Vergangenheit.

Stefanie Stahl

Die ungelebte Seite

Bei der Psychotherapeutin macht sich in der fünften Sitzung eine gewisse Müdigkeit breit. Wie gelingt es, miteinander ins Gespräch zu kommen über das, was Jenny in der Tiefe bewegt?

Ich habe eine Affäre, platzt Jenny heraus, kaum dass wir sitzen. Es ist unsere fünfte Sitzung. Jenny kam zu mir, weil sie seit Monaten kaum noch schläft und ständig angespannt ist. Sie ist Anfang vierzig, hat zwei Töchter, und die Aufgaben des Familienalltags teilt sie sich mit ihrem Mann, sodass sie eine eigene berufliche Karriere hatte aufbauen können. In den Stunden zuvor erzählte sie mir von Familienurlauben, Freundschaften und dem Stress auf der Arbeit.

Mir war aufgefallen, dass sich in mir recht schnell eine Müdigkeit eingestellt hatte. Ich bekam keinen emotionalen Kontakt zu Jenny, und ihre Erzählungen blieben irgendwie belanglos. Diese Art der Gegenübertragung ist mir über die Jahre meiner psychotherapeutischen Arbeit vertraut geworden, und inzwischen weiß ich, dass sie vor allem dann auftritt, wenn Patientinnen oder Patienten etwas Bedeutsames zu verheimlichen versuchen.

Dahinter liegen in der Regel enorm scham- oder schuldbehaftete Themen, und die Patientinnen und Patienten haben Angst, verurteilt zu werden. Und auch davor, dass das eigene Selbstbild beschädigt werden könnte. Manche Patienten und Patientinnen glauben zudem, dass Psychotherapeutinnen und Psychotherapeuten moralische Wächter seien. Das Prinzip der *technischen Neutralität* – ein wesentlicher Aspekt der psychoanalytischen Grundhaltung – ist ihnen nicht vertraut.

Als Analytikerin vertrete ich die Auffassung, dass alles Seelische eine Bedeutung hat. Deshalb interessiert mich der subjektive Sinn, die seelische Logik, die einer Dynamik zugrunde liegt. Um Fragen der (moralischen) Richtigkeit oder um gesellschaftliche Ansprüche und Normen geht es dabei kaum. Ich persönlich erlebe dies als entlastend. Ich muss nichts entscheiden oder bewerten und darf einfach neugierig auf den Menschen sein, der mir gegenüber sitzt beziehungsweise auf meiner Couch liegt.

Und auch Jenny wirkt froh darüber, endlich mit jemandem offen sprechen zu können. Bereits seit zwei Jahren gibt es diese Nebenbeziehung, und für Jenny ist sie inzwischen wichtiger Bestandteil ihres Lebens. Angefangen habe alles, als sie mit dem Segeln begonnen habe. Direkt am ersten Tag des Segelkurses sei ihr Isabell aufgefallen. Die Frauen freundeten sich schnell an, teilten sich ein Boot, lernten zusammen für die Prüfung. Jenny erzählt, wie nah und vertraut es sich mit Isabell anfühlt, wie ihr Augenkontakt sie auf einer tiefen Ebene berührt habe. »Wie ein stilles Erkennen«, sinniert Jenny. Was sie denn erkannt habe, frage ich nach. »Ich glaube, ich bin mir darin selbst begegnet. Einer Seite in mir, die so noch nie gelebt wurde«, antwortet Jenny nach einer Pause. Bis sie Isabell getroffen habe, habe sie gar nicht gewusst, was ihr fehlte.

Dabei sei ihre Ehe gar nicht schlecht, erzählt Jenny. Sie und ihr Mann seien ein eingespieltes Team, nähmen Rücksicht aufeinander und hätten Verständnis für die Freiräume des jeweils anderen. Als Eltern funktionierten sie prima, teilten sich die Aufgaben und unterstützten sich. Körperliche Intimität dagegen suchten beide nur selten. Auch tiefere Gespräche über sich als Paar gebe es fast nie, es habe sich alles so ins Familiäre verschoben, erklärt Jenny und fragt mich, ob ich sie undankbar oder ansprüchig fände, weil sie durch die Begegnung mit Isabell gemerkt habe, dass sie noch mehr vom Leben wolle.

»Warum reicht mir das Bisherige nicht? Was stimmt nicht mit mir?!« Mit einem Sack voller Selbstvorwürfe beantwortet Jenny ihre eigenen Fragen, gefolgt von Schuldgefühlen und der Überzeugung, mit ihren Bedürfnissen und Sehnsüchten falsch, zu viel, unverantwortlich, gemein, schädigend und überhaupt gänzlich ein Monster zu sein. So sieht es also in Jennys Seele aus, und es verwundert mich nicht, dass sie kaum schlafen kann. Nachts ist nicht nur das körperliche Immunsystem herabgesetzt, sondern auch die seelische Abwehr. Deshalb überkommen uns gerade nachts so viele schwierige Gefühle und Gedanken. Wie bei Jenny.

Immer deutlicher wird ihre seelische Not. Erzählt Jenny in dem einen Moment begeistert von ihrer Beziehung zu Isabell, von der neuen Lebendigkeit, den neuen Erfahrungen und wie sehr diese ihr Leben bereicherten, verfällt sie im nächsten Moment in Selbstanklagen, spricht sich alles Gute als Partnerin und Mutter ab und ist überzeugt davon, Isabell nie mehr sehen zu dürfen und die Beziehung sofort beenden zu müssen.

Ich möchte genauer verstehen, welche neuen Erfahrungen Jenny meint, und sie erzählt von der körperlichen Intimität mit Isabell, die sich sehr natürlich und frei anfühle. Sie habe die Sexualität zwar nie als wirklich problematisch erlebt, aber es habe doch ein paar Irritationen in den früheren Begegnungen mit Männern gegeben. Dies habe dazu geführt, dass sie im Laufe ihres jungen Erwachsenenlebens unsicher darüber geworden sei, ob sie mit ihren Bedürfnissen, Wünschen, Vorlieben normal sei. Unglücklicherweise bestätigte ihr

Mann dieses Selbstbild, indem auch ihm die erotischen Wünsche von Jenny zu anstrengend, zu viel seien und er darauf nicht eingehen könne. Ihr Mann, erklärt Jenny, könne sie diesbezüglich bis heute nicht verstehen, fühle sich unter Druck gesetzt und sei frustriert darüber, dass es seiner Frau nicht genüge, was er ihr sexuell bieten könne. Dabei nehme sie sich schon seit Jahren mit ihren Wünschen zurück. Mit der Zeit sei Jenny dadurch immer unglücklicher, ja fast depressiv geworden. Bis sie Isabell traf, war sie beinahe schon bereit gewesen, diesen Zustand zu akzeptieren und sich selbst die ganze Schuld für ihr tief verborgenes Unglück zu geben. Wie traurig, reflektiert Jenny nachdenklich.

»Aber jetzt, wo ich das alles erlebe, kann ich es einfach nicht mehr loslassen. Selbst wenn ich die Beziehung zu Isabell beenden würde, könnte ich nicht mehr in mein früheres Leben zurück. Ich habe mich verändert. Das ist schön, aber es macht mir auch Angst.« Jenny ist innerlich zerrissen, und es ist deutlich spürbar, wie sehr sie mit sich ringt.

Schließlich gelingt es Jenny, die eigene Situation differenzierter zu betrachten. Wir sprechen über die bisher ungelebte Seite in ihr, die mit der neuen Beziehung geweckt wurde. Mit Isabell erlebt Jenny das erste Mal in ihrem Leben, sich so angenommen zu fühlen, wie sie ist. Das wieder loszulassen, wäre ein großer Verlust.

Und nun? Wie kann eine gute Lösung aussehen? Gibt es überhaupt eine? Im Moment wohl nicht. Jenny akzeptiert also vorerst, dass sie aktuell keine Entscheidung treffen kann, da sie beide Beziehungen leben möchte. Sie kann erst einmal aushalten, dass sie sich damit ihrem Mann gegenüber schuldig macht, wobei die Frage unbeantwortet bleibt, ob er nicht auf einer unausgesprochenen, intuitiven Ebene von der Nebenbeziehung weiß. Nie zeigt er Interesse an der Segelfreundin, fragt nie, was die beiden Frauen eigentlich verbindet. Offenbar gesteht er seiner Frau eigene Freiräume zu, fühlt sich vielleicht sogar entlastet oder nimmt sich eigene Freiräume, die durch das unausgesprochene Arrangement ebenfalls geschützt bleiben.

Im Moment ist jedenfalls psychotherapeutisch nicht mehr zu erreichen. Jenny versteht ihren inneren Konflikt und kann die damit verbundenen Ambivalenzen aushalten. Sie schläft besser, ist innerlich ruhiger. »Das, was in mir zum Leben erweckt wurde, kann und will ich jetzt nicht wieder abtöten. So was Schönes passiert einem vielleicht nur ein einziges Mal im Leben!« Sehnsüchte drängen eben auf Erfüllung, bestätigt sich für mich nicht zum ersten Mal.

Yasemin Soytas

»Und wo bleibe ich?«

Zwei Berufe, eine kleine Tochter – und eine Familientragödie: Ein Ehepaar ist sich angesichts der Alltagsbelastungen abhandengekommen und sucht Hilfe beim Paartherapeuten.

Das Paar hat per E-Mail ein Erstgespräch vereinbart. Meine Ansprechpartnerin ist die Ehefrau. Sie schreibt von einer ernsten Krise, eigentlich sei die Partnerschaft am Ende, aber eine Trennung komme wegen der gemeinsamen Tochter nicht infrage. Termine bitte in der Mittagszeit, da sei die Kleine im Kindergarten, und sie könnten beide die Arbeit unterbrechen. Ihr Mann habe lange gezögert, Hilfe anzunehmen, alle Paare hätten gute und schlechte Zeiten. Aber auch er sehe ein, dass es so nicht weitergehen könne. Ich notiere also einen Mittagstermin für Merve und Volker K. in meinen Kalender.

Sie kommen sehr pünktlich, beide um die vierzig, schlank, gut gekleidet, sehr ernst und sehr höflich. Sie fragen, ob sie die Schuhe ausziehen sollen, was ich verneine, und loben die Praxislage in einem Altbau. »Sie sind beide berufstätig?« Die Frau antwortet: »Ja, wir teilen uns Berufs- und Kinderarbeit, das klappt auch gut. Ich bin selbstständige Krankengymnastin, er ist in der IT-Branche, wir können uns beide die Arbeit einigermaßen einteilen. Das ist nicht unser Problem.«

»Seit wann kennen Sie einander?«, frage ich. Sie druckst ein wenig, er ergreift das Wort. »Noch nicht so lange. Knapp fünf Jahre. Über ein Internetportal. Wir wollten beide Kinder, waren spät dran und waren auch sehr froh, als es geklappt hat. Paula ist toll!« Er strahlt. »Finde ich auch«, sagt sie. »Aber wenn du mich einmal so anstrahlen würdest wie Paula!« »Immer diese Vorwürfe«, sagt er gereizt. »Paula sagt auch nicht, dass sie neben mir emotional verhungert!« »Aber wenn es wahr ist!«

Auf jeden Fall macht dieses Paar keine Umwege, um zum Punkt zu kommen. Ich würdige ihr elterliches Engagement: »Ich sehe, dass Sie sich beide über das Kind gefreut haben, und es ist doch auch sehr positiv, dass sie so engagierte Eltern sind und sich die Arbeit teilen!« Dann stelle ich die klassische Frage: »Wann haben die Spannungen angefangen?«

Jetzt meldet sie sich wieder: »Ich finde ja auch, dass Volker ein guter Vater ist. Aber er ist ein Kümmerer. Angefangen hat es damit, dass sein Bruder krank wurde, der schon immer schwierig war. Zu allem, was Volker sonst schon zu tun hatte, hat er dann auch noch die Verantwortung für seinen Bruder übernommen.« »Es ist kein Geheimnis, dass sich die amtlichen Betreuer kaum kümmern«, setzt jetzt Volker wieder ein. »Mein Bruder war manisch-depressiv, er konnte nicht für sich sorgen, meine Eltern sind beide verstorben, ich musste es machen.«

»Ein Jahr war Volker fast jede Woche dort. Und immer völlig fertig, wenn er zurückkam. Mich hat er nicht mehr angerührt, ich war total allein mit dem Kind. Und was hat es gebracht? Am Ende hat sich der Bruder umgebracht!« »Das tut mir sehr leid«, sage ich. »Schon gut«, sagt Volker. »Es war schlimm, aber der Psychiater hat gesagt, man kann Schwerkranken oft nicht helfen, er hat einfach keine Zukunft mehr für sich gesehen … Ich finde ja auch, dass Merve recht hat, ich war damals wirklich im Energiesparmodus unterwegs, es war einfach zu viel, ich hätte Ballast abwerfen müssen, wusste aber nicht, welchen. Im Beruf hatte ich gerade ein wichtiges Projekt angefangen – mein Bruder, Paula, Merve, die Beziehung … Aber wenn ich es jetzt wiedergutmachen will, dann klappt es nicht, Merve ist einfach immer unzufrieden, man kann ihr nichts recht machen.«

»Können Sie da eine konkrete Szene beschreiben?« »Ich würde gerne Skifahren gehen. Merve kann mit meinem Sport nichts anfangen. Da habe ich angeboten, ich übernehme die Kleine ein Wochenende, und sie kann machen, was sie will, Wellness oder so – und nächstes Wochenende tauschen wir dann, ich fahre ins Gebirge, und sie macht etwas mit Paula.« Merve blickt noch etwas düsterer und sagt nichts.

»Sie hätten lieber etwas zusammen mit ihrem Mann gemacht?« Sie nickt schwermütig. »Für meinen Mann bin ich ein Anhängsel an unsere Tochter. Er stellt sich seine Freizeit schöner vor ohne mich.« »Das stimmt doch nicht. Du hast doch immer gesagt, dass es dir zu viel ist, immer allein für Paula zu sorgen. Aber wenn ich anbiete, sie dir ein ganzes Wochenende abzunehmen, damit du dich erholen kannst, ist es auch wieder nicht richtig.« »Doch, schon, ich sehe ja, dass du dir Mühe gibst. Aber …«

Sie stockt. Eine Weile schweigen alle. Dann frage ich: »Sie wollten doch noch etwas sagen?« »Ich meine … mir fehlt das einfach. Wissen Sie, mein Mann fasst mich nicht mehr an. Ich bin nicht attraktiv für ihn.« »Das stimmt nicht«, sagt Volker. »Ich meine, damals, als ich so mit Scheuklappen unterwegs war, da konnte ich immer nur an die nächste Aufgabe denken. Ich finde dich attraktiv. Aber du bist immer so streng, und ich … ich denke, du freust dich nicht, wenn du mich siehst. Da kann ich dich doch nicht in den Arm nehmen.«

»Es sieht so aus, als ob die einzige Person, die sich über einen Kontakt freut und auf die Sie zärtlich zugehen, Ihre Tochter ist«, sage ich. »In der Chemie nennt man das, glaube ich, Reduktion: Sie hat die ganze Freude an sich gezogen, für die Eltern ist nichts mehr übrig geblieben!« »Aber ich will das nicht, ich halte das nicht aus!«, sagt Merve. Volker mustert mich. Ich frage mich, ob er sich damit abgefunden hat, dass seine Ehe zu einer Elterngemeinschaft geworden ist. Ich finde solche Entwicklungen immer sehr traurig. Kinder aus solchen Ehen habe ich in Analysen kennengelernt und ihre Fantasien erforscht. Sie kreisen um das Rätsel, was die Eltern verbunden haben mag. Wird sich auch Paula irgendwann überlastet von der Aufgabe fühlen, der Glücksbringer für ihre aneinander freudlos gewordenen Eltern zu sein? Aber wie soll ich das dem Paar vermitteln, ohne meinerseits vorwurfsvoll zu wirken?

»Ich schlage vor, dass wir uns einige Male treffen, um herauszufinden, wo die Freude in ihrer Beziehung geblieben ist«, sage ich. Ich wende mich an Volker. »Wenn ich an Ihr Wochenendangebot denke, so haben Sie es sicher gut gemeint. Es hat doch nichts mit einem Fehler oder einer Schuld zu tun, wenn Ihnen der Glaube abhandengekommen ist, dass Ihre Frau gerne mit Ihnen zusammen ist und von Ihnen in den Arm genommen werden will. Es ist eigentlich nur schade und traurig, wenn Sie überzeugt sind, dass sie lieber allein in ein Wellnesshotel fährt, als Ihnen wieder näherzukommen. Sie brauchen beide auch mal eine paulafreie Zeit.«

Volker will es genau wissen: »Wäre dir das wirklich lieber gewesen?« Merve errötet: »Muss ich das eigens sagen?« Sie wendet sich an mich. »Daran müsste mein Mann doch von sich aus denken. Ich kann doch nicht bitten und betteln!«

»Seine Wünsche klarzumachen, hat mit Betteln nichts zu tun«, erkläre ich. »Natürlich sollten Sie das sagen! Sehen Sie, Paare müssen auf neue Art kommunizieren, wenn ein Kind kommt. Bisher haben Sie sich die Wünsche von den Augen abgelesen. Aber das Baby liest nichts, es schreit. Und da müssen die Eltern …«

»… auch schreien lernen«, setzt Merve hinzu. »Leicht fällt mir das nicht.« »Und mir erst recht nicht«, ergänzt Volker. »Aber ich sehe ein, dass es richtig gewesen wäre, Merve ein gemeinsames Wochenende ohne Kind anzubieten. Ich müsste doch selbst auf solche Ideen kommen. Ich weiß nicht, ob ich das schaffe!« Mich trifft ein kritischer Blick. »Bei Ihnen hört sich das so leicht an.«

Ich denke an Volkers Trauma durch den Selbstmord seines Bruders. Er hat recht – ich rede mich leicht, ich habe das nicht durchmachen müssen. Mir fällt ein, was ich einmal bei Freud in einem Aufsatz über Trauer und Melancholie gelesen habe: Um einen geliebten Menschen kann ich trauern, aber wenn es eine Hassliebe war, fällt ein Schatten auf das Ich. Der Tote wird zum Gespenst, das den Lebenden die Freude verbietet. Brüder sind zur Liebe verpflichtet, aber meist sind auch Rivalität und unbewusste Aggression im Spiel.

»Sie haben recht«, entgegne ich. »Zugegeben, ich rede mich leicht. Aber deshalb muss ja nicht falsch sein, was ich sage.« Volker lächelt ein wenig. Wir vereinbaren erst einmal fünf Sitzungen; dann wollen wir eine Auswertung machen und besprechen, wie es weitergeht.

Wolfgang Schmidbauer

»Werde ich kurz vor der Hochzeit untreu?«

Eine junge Frau fühlt sich geradezu tyrannisiert von einer obsessiven sexuellen Fantasie – und das kurz vor ihrer geplanten Hochzeit.

»Ich werde in zwei Wochen heiraten und habe Angst, meinen Bräutigam kurz zuvor noch zu betrügen.« So eröffnet meine Klientin Frau O., siebenundzwanzig Jahre alt, unsere Therapiestunde.

Wir kennen uns bereits seit längerer Zeit. Frau O. stammt aus einer amerikanischen Großstadt und ist viel in der Welt herumgekommen, ehe sie sich vor etwa drei Jahren in Deutschland niederließ. Anlass dafür war eine neue Liebesbeziehung. Diese markierte nicht nur ein Sesshaftwerden im geografischen, sondern auch im sexuellen Sinn. Frau O. hatte zuvor unzählige Sexualpartner gehabt. Ihr Freund bestand auf einer monogamen Beziehung, was sie bejahte, obwohl es Neuland für sie bedeutete.

Als die junge Frau erstmals zu mir kam, hatte sie mit dem neuen Lebensmodell große Mühe. Das Leben in der deutschen Provinz bekam ihr nicht. Sie liebte den Mann, erlebte sich aber als rastlos und von Fantasien sexueller Promiskuität nahezu besessen, sodass sie tatsächlich befürchtete, sie könne eines Tages wieder davonlaufen.

Das ist heute Vergangenheit: Sie lebt gerne hier, reist dennoch viel und hat mit ihrem Geliebten bereits eine Familie gegründet. Sie haben immer noch häufigen und intensiven Sex miteinander. Nun steht sie kurz vor der Hochzeit und ist in Aufruhr. Warum? Wie kommt sie darauf, jetzt plötzlich fremdgehen zu wollen – oder gar zu müssen? Sie erzählt mir von einem Bekannten, den sie schon lange sexuell attraktiv finde. Bislang seien die Grenzen der Freundschaft nie überschritten worden.

In letzter Zeit hätten sie aber viel gechattet, und das habe sie dermaßen erregt, dass daraus ein digitaler sexueller Austausch geworden sei. Ihr Zukünftiger war davon getroffen und machte deutlich, er wolle nicht, dass mehr daraus werde. Genau dies falle ihr schwer, denn der Bekannte berichte von einer Art Sexualität, die sie über die Maßen reize: Er habe einen Job mit viel Kundenkontakt und verführe regelmäßig frech seine Kundinnen zu Sex in seinem Büro. Sie würde zu gern eine solche Kundin spielen und sich ihm aussetzen. Ihren Freund heimlich zu betrügen, kommt für sie nicht infrage, sie sind so intim miteinander, dass sie einen solchen Ausflug nicht verbergen könnte oder wollte. Der Reiz scheint aber so stark zu sein,

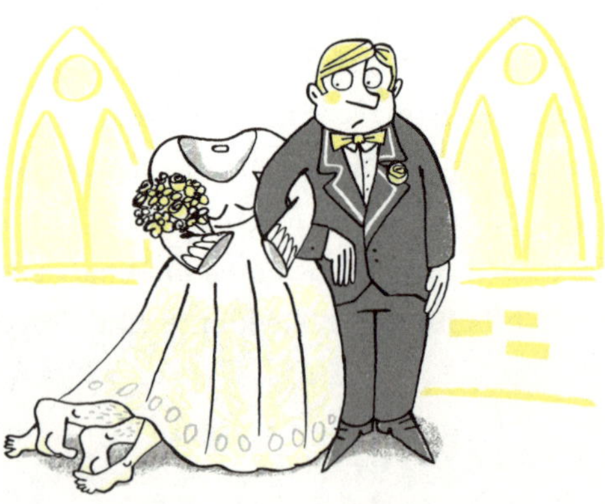

dass sie fürchtet, sich nicht zurückhalten zu können. Ein Dilemma. Sie wirkt sichtlich gestresst.

Mich interessiert, was für eine wichtige Funktion dieses Verlangen in diesem Moment ihres Lebens erfüllen könnte. Wozu kommt es jetzt gerade zum Vorschein? Damit verlasse ich zunächst den präsentierten Konflikt »Tun oder nicht tun?« oder die Frage der Kontrolle. Ich erinnere sie an die dranghaften Fantasien ihrer Anfangszeit in Deutschland. Diese repräsentierten, so hatten wir vermutet, eine Seite in ihr, die für sie einmal überlebenswichtig gewesen war: den rebellischen Auszug aus einem für sie unaushaltbaren Zuhause und die ultimative Bestätigung durch viele Sexpartner. Wo andere Sicherheit im Stetigen fanden, hatte sie sich nur in der weiten Welt stabil gefühlt.

In der ersten Zeit in Deutschland hatten wir auf diese Deutung hin die Idee entwickelt, dass sie ein »regionales Nomadinnenleben« führen könnte. Sie fuhr mit dem Rad kreuz und quer durch die Gegend und übernachtete per Couchsurfing bei fremden Leuten (ohne erotischen Kontakt), um zu spüren, dass sie überall frei sein konnte. Meine Hypothese: Angesichts der bevorstehenden Eheschließung könnte der alte Konflikt wieder aufgebrochen sein. Dem stimmt sie zu. Sie sieht die Parallele, ist aber nicht vollständig beruhigt.

Ich schlage ihr vor, dass wir uns das Szenario, das sie so in Bann zieht, einmal näher anschauen, um herauszufinden, was genau sie am Sex mit diesem Mann so reizt. Ich bitte sie, mir die sie tyrannisierende Szene von Anfang an detailliert zu erzählen, sich dabei allerdings vorzustellen, sie hätte sich entschieden, es wirklich zu tun.

Sie betritt das Bürogebäude. Sie weiß, er ist im vierten Stock. Ich frage nach Details der Szene und wie sie sich fühlt, wodurch die Spannung steigt. Sie sagt, wichtig sei für sie, sich vorzustellen, wie er ganz in seinem »schmutzigen Element« sei, wie er bedenkenlos seinem Begehren folge und wie selbstbewusst er vorgehe im Wissen, dass ihm keine Frau widerstehen könne. In dieser Vorspannung erreicht sie den Flur, auf dem sich sein Büro befindet.

Das Spannungsmoment einer Fantasie ist nicht objektiv ersichtlich, entscheidend ist, was die Person selbst als erotisch bedeutsam erlebt. Ich frage Frau O. also, was für sie den spannungsvollsten Punkt dieser Begegnung ausmache. Sie antwortet: »Es ist der Augenblick, in dem ich die Tür zu seinem Büro öffne und ihn dort sehe in seiner Rolle als Verführer, dominant und kraftvoll.« – Plötzlich stockt sie und blickt irritiert drein. Jetzt bin ich diejenige, die gespannt ist. Ich frage nach, was los sei. Sie murmelt: »Mir ist gerade klar geworden, dass es sich wohl um eine reine Fantasie handelt. Ich muss und werde nicht mit ihm schlafen.« »Wieso?«, frage ich verblüfft. Sie erklärt mir, dass sie gerade gemerkt habe: Was sie in der Fantasie am meisten errege, Dominanz und Selbstbewusstsein, sei vom realen Bekannten nicht wirklich zu bekommen. Er sei von seinem Wesen her viel weicher und verhalte sich ihr gegenüber auch eher zurückhaltend. Und das sei nicht, was sie im Kern wolle. Im ganz genauen Durchgehen der gewünschten Begegnung zeigte sich für sie somit glasklar der Unterschied zwischen Fantasie und Intention.

Sie verlässt unsere Sitzung mit großer Erleichterung. Diese erfasst in der Folge nachvollziehbarerweise auch ihren Bräutigam. Für die Zukunft nimmt sie allerdings das Bedürfnis mit, dass ihr Mann beim Sex auch dominanter auftreten möge. Sie merkt, dass sie bis auf Weiteres monogam leben können wird. Zugleich ermutigt sie ihn, neue sexuelle Erfahrungen mit anderen Frauen zu machen, was er zunächst ablehnt, dann aber annimmt. So haben die beiden einen ganz eigenen Weg gefunden, sich erotisch zu erneuern.

Liebe will riskiert werden

Juli kämpft mit einer Essstörung, Missbrauchserfahrungen – und einer sadistischen Kritikerin. Dann treten auf den Plan: ihr Therapeut, eine Flasche Wein und ein Wiedersehen in Wien.

Juli kam mit dem Vollbild einer Essstörung zu mir. Sie war sechsunddreißig Jahre alt, wirkte aber durch den großen Kopf mit Kurzhaarschnitt auf ihrem Size-Zero-Körper zum einen extrem jung, durch den traurigen Ausdruck ihres ausgemergelten Gesichts aber alt und ausgebrannt. Sie war eine erfolgreiche Beraterin im digitalen Universum, dennoch war ihrer Ausstrahlung kein Siegerlächeln eingeschrieben.

Die Bulimie habe mit achtzehn eingesetzt, dazu die üblichen Verhaltensweisen wie exzessiver Sport und eine streng vegane Diät. Auch bei Juli komplettierte ein hohes perfektionistisches Leistungsniveau das Krankheitsbild. Der Freund, mit dem sie seit zehn Jahren zusammenlebte, war wenig mehr als ein Platzhalter.

Juli fühlte sich wie in einem Film, in dem sie keine Rolle spielte. Alles, auch Sex, war Arbeit. Schon in der ersten Sitzung sprach sie von dem schwierigen Verhältnis zu ihren Eltern. Als sie elf war, habe ihr leiblicher Vater versucht, mit ihr zu schlafen – zum Glück ohne Erfolg. Die Mutter habe nichts gemerkt, die Eltern hätten sich schließlich in Julis sechzehntem Lebensjahr getrennt.

In den Folgesitzungen sprachen wir viel über ihren Dissoziationszustand, in dem sie sich von sich selbst abgespalten fühlte und sich nicht richtig spüren konnte. Ihr wurde klar, dass sie diesen Zustand immer dann selbst herbeiführte, wenn »die Kritikerin« in ihrem Kopf ihr wieder übel zusetzte. Dies war ihr einziger Schutz. Diese Stimme in ihrem Kopf war schlimmer und strenger, als es die Eltern je gewesen waren.

Ich sah »die Kritikerin« als toxische innere Figur im Sinn eines *self-created parent*-Objekts an, das sich Kinder typischerweise zulegen, wenn die real vorhandenen Objekte wie Mutter und Vater nicht zu einer ausreichenden Beelterung willens oder aber in der Lage sind. Ohne Unterlass machte ihr die Kritikerin alles und jeden, auch mich, madig. Therapeutisch versuchte ich, diese Stimme, die sie für einen Teil ihres wahren Selbst hielt, zu externalisieren, und inszenierte einen Dialog, indem ich direkt zu ihrer Kritikerin sprach – und Juli als diese antworten musste.

So wurde die sadistische Dimension, ihre Genese und Funktion klar. Die sadistische Kritikerin war in den Jahren nach dem Missbrauch entstanden und sollte sie vor weiteren Traumatisierungen schützen, gleichzeitig aber die Beziehung zu den Eltern wieder harmonisieren. Juli nahm langsam an Gewicht zu, was sie als Therapieerfolg zum einen freute, zum anderen aber auch ängstigte, weil es ihr geschlechtsloses Äußeres auflösen würde.

Wir sprachen viel über ihre innere Kultur der Einsamkeit und Bedürfnislosigkeit, die sie zu ihrem Lebensstil gemacht hatte, die Ablehnung aller Gefühle und Bindungen mit dem Wunsch nach Kontrolle über den Körper als zentrales Thema und Ersatzkriegsschauplatz ihrer Konflikte, dahinter ein mächtiger Gefühlsstau. Zu ihrem Vater habe sie seit zehn Jahren keinen Kontakt. Gesellschaftlich sei er ein Loser, ein Dauerkiffer, der ohne THC noch unangenehmer sei als mit. Grenzen seien ihm fremd. Sie habe sich immer vor einer Wiederholung der Szene der Kindheit gefürchtet. In einem Telefonat sprach sie ihn zum ersten Mal auf den Missbrauch an. Er konnte sich an gar nichts erinnern. Er gab aber zu, dass sie wohl recht habe. Durch die Nebel des Haschischs, das der Vater in eigener Plantage anbaute – die Lampen dafür hatten das Geld für den versprochenen Flötenunterricht verbraucht –, war keine Erinnerungsspur mehr sichtbar. Juli begriff seine begrenzten geistigen Möglichkeiten. Er war Sonderschüler gewesen und blieb ein Leben lang Schichtarbeiter in einem Anlernjob. Am Tag nach dem Gespräch gingen ihr zwei schlichte Sätze wie eine Idée fixe durch den Kopf: »Ich bin eine Frau« und »Ich bin schön«. In einem weiteren Telefonat mit dem Vater fiel dessen wohl seltsamster Satz: »Ich hätte mich lieber als Frau gesehen.« Trotz aller Wut war Juli ob seiner Hilflosigkeit gerührt. Ich bestärkte sie in ihrem erwachsenen Zugang zu sich und dieser Beziehung.

Juli begann zu verstehen, dass die innere Kritikerin eine »Parteigängerin« des Missbrauchs war, diesen verteidigte und ihr die Schuld dafür gab. Das machte diese Scharfrichterin nicht länger sympathisch, sondern zu einem Fremdkörper. Dadurch entstand zwar ein Riesenansturm von Gefühlen, positiven wie negativen, sie war aber bereit, diese auszuhalten.

In ihren Träumen fing sie an, der ebenfalls essgestörten Mutter aggressiv und kampfbereit gegenüberzutreten. Bei einem Wiedersehen mit der Mutter versuchte Juli mit allen Mitteln, mit ihr ins Gespräch zu kommen. Beim Abschied des ersten Tages – Juli übernachtete nicht bei der Mutter, sondern in ihrem Camper-Van – grabschte der neue Freund der Mutter beim Hinausgehen an ihren Po. Sie war wie benommen und konnte kaum glauben, was da geschehen war. Trotz aller vermuteten Harmlosigkeit war es für sie in diesem Haus die blanke Wiederholung. Juli erfuhr eine geteilte Leinwand des inneren Erlebens: Zum einen war sie das kleine missbrauchte Mädchen, zum anderen die erwachsene Frau, die endlich gelernt hatte, wehrhaft zu sein. Sie rief vom Camper-Van aus den Freund der Mutter an, der sich entschuldigte und darum bat, dem weinseligen Abend mildernde Umstände zuzugestehen.

Unsere online abgehaltenen Sitzungen hielten Juli davon ab, in alte autoaggressive Verhaltensweisen zurückzufallen. Ich war ein Stück die schützende Figur geworden, die in ihrer Kindheit gefehlt hatte.

Am nächsten Tag war alles, was Julis Mutter herausbrachte, ein »Woais ois« (Ich weiß alles) – nichts sonst. Juli fühlte sich überhaupt nicht für voll genommen, alleingelassen mit sich und dem, was ihr passiert war. Sie empfand ihre Mutter nur noch als Hülse ohne Inhalt. Endlich gab sie auf, fuhr mit ihrem Van weg, heulte sich die Seele aus dem Leib – und spürte nach einigen Tagen zunehmende Erleichterung. Keine Hoffnung, aber auch keine Enttäuschung mehr. Eine Ahnung von Befreiung durchwehte sie.

Ich konnte diesen Prozess nur empathisch begleiten. Die Eigendynamik hatte so viel Energie, dass sie wie eine Lawine zu Tal rauschte.

Ein paar Tage später saß Juli wieder bei mir, seit Wochen die erste Offlinesitzung. Vorher hatten wir corona- und reisebedingt nur Skype-Sitzungen abhalten können. Eine große Erleichterung für mich.

Juli hatte sich verknallt. Nach dem heilend schmerzhaften Gewitter der Auseinandersetzung mit der Mutter hatte sie sich »eine Flasche Wein in den Schädel gestellt« und irgendwann den Mut gefunden, Z., einen Mann in Wien, zu kontaktieren. Sie hatte sich vor zehn Jahren gegen ihn, den Mann, und für den »Lückenbüßer«, den Jungen, entschieden. Für Z. wäre sie damals noch nicht bereit gewesen.

Der Wein verfehlte seine Wirkung nicht. Scham und Angst, ihre Über-Ich-Ansprüche, all die Mechanismen, die sie sich seit der Kindheit wie eine Rüstung übergezogen hatte, wurden schläfrig, sodass die Reste ihres intoxikierten Ichs und das Es, ihre Sehnsüchte, Triebe und Bedürfnisse, eine Chance hatten, den Text, den ihre Daumen hastig ins Handy hämmerten, zu bestimmen. Z. meldete sich sofort. Drei Tage später war man in Wien verabredet.

Der Spätsommer ließ das »alte Gold« der Stadt leuchten. Sie legten sich auf den noch warmen Beton, schauten in den Himmel, und ihre Hände fanden einander. Für Juli ein Moment von seit Jahrzehnten nicht gekannter Intimität.

Burkhard Hofmann

… in der Familie

Max und die Wut

Die Eltern sind mit ihrem Latein am Ende: Ihr achtjähriger Sohn ist unerreichbar in Frust und Ärger gefangen, das Therapiegespräch findet er »langweilig«. Warum genau das der Durchbruch ist, erklärt seine Therapeutin Anne Dullenkopf.

Max ist acht Jahre alt und kommt seit einigen Stunden zu mir, ursprünglich wegen eines anklammernden Verhaltens der Mutter gegenüber, verschiedenen Ängsten, Unlust und Furcht gegenüber Neuem und Frust in Übergangssituationen (etwa nach dem Schlafen, nach der Schule, vor Terminen). Er verfällt auch immer wieder in heftige Wutausbrüche gegenüber den Eltern und den beiden jüngeren Schwestern. Die Eltern geraten oft in große Not und Anspannung, wenn die Wutausbrüche auf »großer Bühne« stattfinden, also in der Öffentlichkeit, unter Anwesenheit anderer Familien. Aber auch im familiären Rahmen ist es für die Eltern unverständlich, wieso der Junge denn über die Vernunft nicht mehr erreicht werden kann, wenn er in Wut ist.

Schnell wird in der Arbeit mit Max deutlich, dass er außergewöhnlich klug zu sein scheint; so begreift er neue Spiele sehr schnell, kann ungemein verständlich beschreiben, was er denkt, ist schulisch überaus gut, besitzt Witz und verfolgt viele Interessen. Gut nachvollziehbar ist daher, dass die Eltern vornehmlich versuchen, ihn auf der kognitiven Ebene anzusprechen. Blitzschnell und scheinbar ohne logischen Grund schnellt jedoch seine Erregung in frustrierenden Situationen nach oben, und es fällt ihm schwer, sich ohne Hilfe und Regulation von außen zu beruhigen. Generell hat Max oft Mühe auszudrücken, was er fühlt – was er denkt, kann er gut in Worte fassen, Gefühle dagegen nur in ruhigen Momenten einigermaßen benennen, in der Erregung gelingt ihm das nicht.

Mit den Eltern befindet er sich dann in einer Spirale aus negativen Affekten, die hin- und hergehen – die Eltern sind angesteckt von Max' Wut und Verzweiflung und geraten dabei in eigene Stresszustände, die aus Ohnmachtsgefühlen, Scham und Hilflosigkeit bestehen und schließlich ihrerseits in Wut gegenüber dem Kind umschlagen. Dies alles führt nicht zu einer Beruhigung der Situation, im Gegenteil, jeder fühlt sich unverstanden und alleingelassen.

In den Stunden fällt auf, dass Max sich rasch für Spiele oder ein Thema begeistert, dass er sich dann aber auch schnell langweilt. Dadurch entsteht Frust, den er jedoch nicht zum Ausdruck bringen kann, wodurch er in langweiligen Situationen verharrt und nicht in der Lage ist, sie aufzuheben. Trotz Angeboten meinerseits gelingt es ihm nicht, abzulassen vom als eintönig erlebten Spiel, es fehlt ihm die Übersetzung der erlebten Frustration in Worte, was eine Lösung ermöglichen würde. In der Gegenübertragung spüre ich eigene Langeweile aufkommen und ebenso die Unfähigkeit, die Situation zu verändern. Immer wieder bringe ich mein Gefühl zum Ausdruck, in der Annahme, dass es auch ihm gelingen kann, seinen eigenen Veränderungswunsch als zu ihm gehörig zu spüren und zu äußern. Das schafft er noch nicht, sodass er in dieser ersten Zeit auch nicht gerne zur Therapie kommt. Es ist ein Pflichttermin für ihn, in dem er selbst noch keinen Sinn erkennt.

Zu einer der Stunden erscheint dann die Mutter zunächst allein, zu spät und sichtlich angespannt und unter Druck. Max wolle nicht kommen, er habe sie auf dem Weg vom Auto zur Praxis beschimpft und getreten, sie wisse nicht, was sie tun solle. Max ist noch nicht zu sehen, so bitte ich zunächst die Mutter herein, wir lassen die Türen offen, um ihm ein Nachkommen zu ermöglichen. Schnell ist mir klar, dass ich zunächst einmal empathisch auf die Mutter eingehen möchte, um zu hören, wie es ihr denn gerade geht und wie sie es erlebt, wenn Max sich derart verweigert.

Die Mutter ist stets bemüht, »alles richtig zu machen« und den äußeren Erwartungen gerecht zu werden, was häufig dazu führt, dass die Bedürfnisse von einem oder mehreren Familienmitgliedern keinen Raum finden – die der Mutter miteingeschlossen. Wir setzen uns also in den Behandlungsraum, und die Mutter erzählt, sie habe sich vorgestellt, etwas zu erledigen während Max' Therapiestunde, und sie fühle sich nun in ihrem Bedürfnis nach Alltagsorganisation nicht respektiert. Außerdem löse es in ihr Gefühle der Ohnmacht und Hilflosigkeit aus, dass das Kind nicht den gleichen Plan verfolge und ganz offensichtlich eigene Vorstellungen und Bedürfnisse habe, die ganz anders seien als die der Mutter.

Die Situation auf der Straße ließ sich nicht mit Vernunft und Logik lösen und Mutter und Max befanden sich in einer Verstrickung von unausgesprochenen Affekten und Bedürfnissen. Während unseres Gesprächs hören wir Max draußen vor der Tür rufen, dass er auf keinen Fall hochkomme. Ich rufe ihm zu, dass die Tür offen sei und dass er gerne kommen dürfe, wenn er bereit sei. Nach wenigen Minuten kommt er die Treppe hoch und setzt sich in den Wartebereich. Die Mutter und ich sprechen währenddessen weiterhin über die Gefühle der Mutter. Während sie sich sichtlich beruhigt und entspannt, wird es ihr möglich, auch über Max' Intentionen nachzudenken. Wir spekulieren, was in ihm los sein könnte,

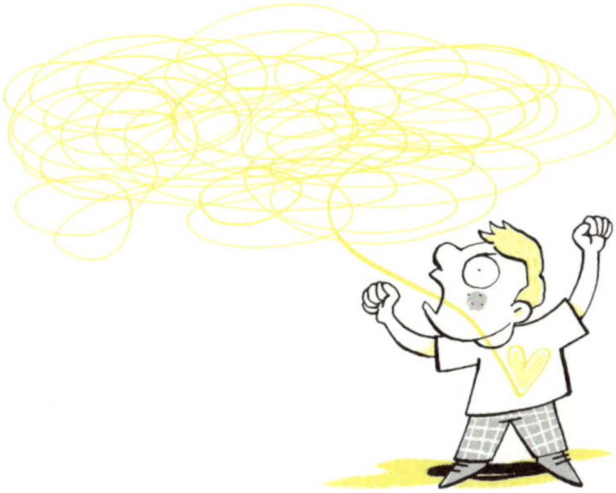

welche Gründe dazu geführt haben könnten, dass es für ihn heute besonders schwer war herzukommen. Der Mutter fällt ein, dass die Lieblingstante zu Besuch sei und dass noch andere Termine anstünden, außerdem habe es wenig Zeit nach der Schule gegeben, etwas zu essen.

Durch die Entspannung der Mutter ist es ihr gelungen, sich innerlich empathisch auf ihren Sohn einzustellen, was es nun wiederum Max ermöglicht, zu uns zu kommen und sich dazuzusetzen.

Er ist immer noch sichtlich verzweifelt und spricht mit gepresster Stimme. Aufgrund der Beruhigung der Mutter und des Sortierens der unterschiedlichen Affekte hat sich die Situation beruhigt, was atmosphärisch deutlich spürbar ist. Dadurch öffnet sich für Max ein Raum, in dem er zunächst spüren und dann auch äußern kann, was es ihm so schwer machte, heute zu kommen: Der Besuch der Lieblingstante ist sehr wichtig für ihn, und außerdem sei es eh langweilig bei mir, wir spielten ja immer das Gleiche. Nun endlich ist es ihm gelungen, diese Langeweile als seine eigene anzuerkennen, sie zu äußern und dadurch Veränderung anzustoßen.

Ich freue mich sehr darüber, wie gut es Max gelingt, seinen Frust und Ärger mir gegenüber zu benennen, das finde ich ganz schön mutig und melde ihm das zurück. Um Max und seiner Mutter direkt erlebbar zu machen, dass Ärger und Frust zu positiven Veränderungen führen können, überlegen wir gemeinsam, wie der Tag in der Familie weiterhin gestaltet werden soll. Dann denken wir darüber nach, wie die nächste Therapiestunde bei mir aussehen könnte; Max hat eine gute Idee, auf deren Umsetzung er sich freut.

Wir beenden die Stunde mit der Verabredung, nächstes Mal ein neues Spiel anzufangen. Seitdem gelingt es Max, ohne Probleme zur Therapie zu kommen. Ab und an wird es langweilig und vor allem für mich frustrierend, weil er wirklich häufig unsere Spiele gewinnt. Sehr aufmerksam verfolgt Max dann, wie ich meinen Ärger oder meine Unlust äußere, und erfährt dabei, welche alternativen Möglichkeiten es noch gibt, außer in Wut und Verzweiflung stecken zu bleiben und dies das Gegenüber spüren zu lassen.

So wurde eine Therapiestunde, die sehr unerwartet und vermeintlich chaotisch anfing, zum Beginn für einen wirklich fruchtbaren Prozess. Max kann inzwischen zulassen, dass wir darüber sprechen, wie schwierig es für ihn manchmal ist, im Kopf so schnell und klug zu sein, die eigenen Gefühle aber noch gar nicht gut zu verstehen.

Anne Dullenkopf

»Wie kann ich meinem Vater verzeihen?«

Als Kind wurde sie von ihm geschlagen, heute braucht ihr demenzkranker Vater ihre Hilfe. Frau H. will ihm verzeihen, aber wie kann das gehen?

Meine neue Klientin, Frau H., schildert mir eine Lebenssituation, die ich recht häufig höre. Sie erzählt, ihr mittlerweile achtundsiebzigjähriger Vater sei neuerdings auf ihre Hilfe angewiesen. Er leide an einer beginnenden Demenz und lasse außer ihrer Schwester und ihr keine weitere Hilfe ins Haus. Auch die Mutter sei schwer krank und könne sich kaum um ihren Mann kümmern. Sie habe viele Jahre den Kontakt zu ihrem Vater sehr knapp gehalten, doch nun sei sie gefordert und müsse immer wieder zu ihm. Aber das sei sehr schwierig für sie, da ihr Vater sie in der Kindheit oft geschlagen habe, einmal musste sie deswegen sogar im Krankenhaus behandelt werden.

Sie wolle ihrem Vater aber vergeben, schließlich sei er jetzt ein alter Mann. Ihre Schwester sage, sie habe ihm bereits vergeben, das müsse sie doch auch hinkriegen. Sie habe schon vieles ausprobiert, um ihm nun endlich verzeihen zu können, habe Mitgefühlsübungen praktiziert und mit einem Seelsorger gesprochen. Doch wenn sie an ihren Vater denke, fühle sie sich nur taub und unberührt. Sie möchte wieder eine positive Haltung ihm gegenüber gewinnen, damit sie sich jetzt um ihn kümmern kann.

Wir sprechen lange darüber, was in ihrer Kindheit passiert ist, über Ereignisse, die über vierzig Jahre zurückliegen: Der Vater prügelte, sobald eines der Kinder nicht hundertprozentig parierte. Viel Raum geben wir dem Schmerz des damaligen Kindes: Wie hat sich das kleine Mädchen gefühlt? Sie wünschte sich so sehr eine liebevolle Familie und war erstarrt, wenn der Vater wieder zuschlug. Die Mutter duldete das – zumindest schützte sie ihre Töchter nicht. »Das Schlimmste aber«, sagt Frau H., »war die Angst vor dem Vater. Und über die hat er sich dann auch noch lustig gemacht.« Also, entschied das kleine Mädchen, sollte er die Angst nicht sehen. So wurde sie immer starrer, innerlich taub.

Ich erzähle ihr, dass es sich mit dem Vergeben ähnlich verhält wie mit jeder Form von Annahme und Akzeptanz: Wir können sie nicht willentlich herbeiführen, können uns nicht dafür entscheiden. Sie stellt sich vielmehr ein, wenn wir eine hilfreiche innere Haltung entwickeln und bereit sind, uns auf einen Fühl- und Reflexionsprozess einzulassen. Der wichtigste erste Schritt ist, sich nicht zu einer verzeihenden Haltung zu zwingen, sondern die Empfindungen, die da sind, anzuerkennen. Wenn sie hinreichend gefühlt werden, können sie auch wieder abklingen und Raum für neue Gefühle schaffen. Also erkunden wir ihre Empfindungen und finden Angst, Ärger – und auch Ekel. Und wir entdecken, dass Frau H. sich für diese Gefühle schämt, schließlich sei sie irgendwie ja doch undankbar, und eigentlich müsse sie ihn doch lieben.

Ich sage dann noch: »Sie müssen Ihrem Vater gar nicht vergeben. Sie können anerkennen, dass sein Verhalten für das kleine Mädchen damals schrecklich war und es auch für die erwachsene Frau von heute noch Auswirkungen hat. Wenn der Schmerz darüber gefühlt wird und die Selbstfürsorge stärker wird, dann können

Sie Ihrem Vater wieder begegnen.« Ich sage das auch, weil ich weiß, wie viel inneren Stress wir uns oft machen, wenn wir glauben, verzeihen zu müssen, und wie das Schuldgefühl zuschlägt, wenn uns das nicht gelingt.

Wir überlegen nun gemeinsam, wie ein für meine Klientin erträglicher Umgang mit der schwierigen Situation aussehen könnte. Sie möchte ihre Eltern unterstützen und hat den starken Wunsch, dafür zu sorgen, dass es ihren Eltern in ihrer letzten Lebensphase gut geht. Und sie hat nun verstanden, dass es auch ihr dabei gut gehen muss, denn sonst setzen sich die schrecklichen Erfahrungen ihrer Kindheit fort.

Doch sobald sie zu lange bei ihren Eltern ist, gerät sie irgendwann wieder in die Empfindungslosigkeit. Wir vereinbaren, dass sie versucht, ihre Gefühle zukünftig nicht wegzudrücken, wenn sie zu ihren Eltern geht. Das war die Überlebensstrategie des kleinen Mädchens von damals, aber heute ist diese Verhaltensweise nicht hilfreich, sie verursacht nur ein Empfinden von Taubheit und Leere. Stattdessen übt sie, ihre Gefühle zuzulassen. Das ist am Anfang eine große Herausforderung, denn Angst, Ärger und Ekel stellen sich schnell wieder ein. Sie ist Expertin im Wegdrücken von Gefühlen, und sie kann Gefühle auch ausagieren. Aber das Gefühl einfach wahrzunehmen, ohne etwas damit zu tun, das ist ihr neu.

So lernt sie, ihre Gefühle zu fühlen, sie in sich zu tragen und damit anzuerkennen, dass das innere Kind sich nun mal gerade so fühlt. Doch schon bald erkennt sie auch die Chance, denn anstatt sich dumpf zu fühlen, erlebt sie sich jetzt viel lebendiger. Dadurch, dass sie ihre Gefühle jetzt wahrnimmt, hat sie auch eine Richtschnur dafür, wann es ihr zu viel wird. Früher kam sie manchmal von ihren Eltern zurück und war tagelang in einem Zustand von Starre, Verzweiflung und Wut. Das ist nicht mehr vorgekommen, seitdem sie in die Therapie kommt und mit ihren Gefühlen verbunden bleibt.

Sie entscheidet sich, ihre Eltern nicht zu oft und auch eher kurz aufzusuchen. Manchmal ist sie bei ihnen und kann sich auf eine wirkliche Begegnung einlassen, dann sitzen sie zu dritt am Esstisch und reden über früher. Manchmal geht das aber nicht, und meine Klientin übernimmt irgendwelche organisatorischen Dinge und geht dann wieder ohne schlechtes Gewissen. Sie ist in erster Linie liebevoll zu sich selbst und zwingt sich zu nichts. Manchmal kann sie dann auch noch freundlich und unterstützend mit ihren Eltern sein.

Gegen Ende der Therapie stellen wir fest, dass wir in den achtzehn Therapiestunden letztlich gar nicht viel über Vergebung gesprochen haben. Und wenn, dann vielleicht sogar eher über Selbstvergebung, denn das schlechte Gewissen und die Scham waren Folge einer Anklage gegen sich selbst.

Andreas Knuf

Der Perlentaucher

Markus hat starke Konzentrationsprobleme und ist für den Lerntherapeuten kaum zugänglich, da er sich permanent bei seiner Mutter »wegkuschelt«. Wie gelingt es, den Grundschüler aus der Deckung zu holen?

Eine Mutter bittet um einen Termin für ihren Sohn, der im vierten Schuljahr sei und erhebliche Konzentrationsprobleme habe. Bei der Begrüßung nimmt Markus keinen Kontakt auf, betrachtet sich im Spiegel und sondiert die Umgebung. Auf mich wirkt Markus relativ abwesend, nicht altersgemäß entwickelt und schmal. Er sucht sich den Platz neben der Mutter aus und kuschelt sich bei ihr ein, bleibt aber durchgängig wuselig und ist die ganze Stunde gleichmäßig unruhig. Immer wieder versuche ich, ihn ins Gespräch einzubinden, und erhalte knappe leise Antworten, die zumeist von der Mutter deutlicher eingebracht werden.

Der Mutter ist das Wegdriften ihres Sohnes peinlich. Meinen Versuch, ihm ein konkretes Angebot – Spielen oder Malen – zu offerieren, nimmt er nicht an. Von der Mutter erfahre ich, dass bereits zwei Jahre nach ihm Zwillinge auf die Welt gekommen sind. Er erwähnt, er habe fast keine Freunde und gehe nicht gerne zur Schule. Die Lehrerin habe keine Geduld mit ihm.

Nach der ersten Stunde teile ich der Mutter mit, dass ich noch nicht die Möglichkeit sehe, die Lerntherapie mit Markus zu beginnen, da ihm hierfür noch die Bereitschaft fehle. Wir lassen offen, ob und wie es weitergehen könnte. Umso überraschter bin ich, dass die Mutter gut zweieinhalb Wochen später, nach den Ferien, anruft und mitteilt, Markus sei jetzt zu anderen Kindern kontaktfreundlicher, und in ihr selbst habe es nach unserer Stunde viel »gearbeitet«.

Er kuschelt sich beim zweiten Termin wieder bei der Mutter weg und begrüßt mich nicht. Bei etwas verringerter Grundunruhe bringt er sich jedoch öfter ein und benutzt die Mutter gezielter als »Übersetzerin«. Sie erzählt, er sei gelobt worden, weil er sich bei einer anderen Familie gut benommen habe. »Also kannst du es«, fährt es aus mir heraus. Da tritt für eine Weile Ruhe ein. Schließlich ergänze ich: »Ja, wenn man schwierig ist, bekommt man meistens mehr Aufmerksamkeit.«

Markus' Mutter berichtet, dass sie Schwierigkeiten habe, deutliche Grenzen zu ziehen. Auf meine Frage, wie sehr sie sich für das Verhalten ihres Sohnes verantwortlich fühle, fängt sie an zu weinen, und sie erzählt, dass ihr Mann sehr streng sei. Als ich Markus darauf anspreche, bestätigt er dies. Um diesen väterlichen Einfluss zu konkretisieren, frage ich nach, ob der Vater zum nächsten Termin mitkommen könnte. Die Mutter äußert sich sehr skeptisch, gibt aber vor, diese Bitte an den Vater zu übermitteln. Auf meine Frage, wie sie die Stunde fanden, antwortet die Mutter: »Das ist wie das behutsame Häuten einer Zwiebel.« Worauf ich entgegne: »Und wie beim Häuten der Zwiebel darf man auch mal weinen.« Jetzt bringt sich zu meiner Überraschung auch Markus klar ein und sagt: »Das war gut heute.«

In der dritten Sitzung gibt es einen Nachklang zu meiner Bemerkung aus der zweiten Sitzung: »sich selbst einmal überraschen«, um aus der »Schleife des Immergleichen der Störung« zu den Ressourcen zu gelangen. Die Mutter greift dies auf und verweist auf die anstehende Mathearbeit morgen.

Ich selbst deute auf den verwaisten Arbeitstisch und frage, ob die Mathearbeit unser Thema sein könne, ich sei schließlich ein Fachmann fürs Lernen. Markus kommt aus der Deckung heraus, wird neugierig und fragt, wie man denn besser Mathe lernen könne. Nach einigen Tipps von mir ebbt sein Interesse allerdings wieder ab und er kuschelt sich erneut ein. Ich spüre die Enttäuschung der Mutter und frage, wie das für sie sei, so bekuschelt zu werden. Sie habe das Gefühl, dass er nicht nur Körperkontakt suche, sondern dass er auch weglaufe.

Markus verweigert zum vierten Termin das Gespräch darüber, warum der Vater nicht mitkommt. Ich lenke um und frage: »Was wünschst du dir, was sich zu Hause ändern sollte?« Darauf sagt er zur Überraschung der Mutter: »Ich möchte mit den beiden Kleinen die Hausaufgaben machen.« »Würdest du dich dann als großer Bruder fühlen?« Er bestätigt dies und wird gerichteter. »Lässt sich das einrichten?«, frage ich die Mutter. Als sie dies bejaht, ergänze ich: »Dann haben Sie jetzt die Hausaufgabe, das umzusetzen.«

Zum fünften Termin gibt Markus mir die Hand und entschuldigt sich für fünf Minuten Verspätung. Ich frage sogleich nach der Betreuung der beiden jüngeren Brüder. »Ja, es hat geklappt«, sagt er nüchtern. »Wer Lehrer spielen kann, der ist ja auch selbst fit«, antworte ich. »Woran liegt es also, dass du nicht so erfolgreich beim Lernen bist?« »Ich fange einfach nicht an«, sagt er. »Das kannst du von mir lernen. Ich mache die unangenehmen Dinge meistens gleich. Also los geht's!« Und ich deute auf den Arbeitstisch. Zu meinem Erstaunen sucht er sich einen Platz aus und lässt sich auf einminütige Entspannungsübungen ein. Um einer potenziell aufkommenden Unruhe vorzubeugen, schlage ich vor, ein Kritzelbild zu malen. Stattdessen malt er ein detailliertes Comicbild mit Tick,

Trick und Track. Zum Abschluss stelle ich die Frage, ob wir denn die Mama nächstes Mal hier noch brauchen.

Bei der nächsten Sitzung wehrt Markus sich vehement, mit mir allein im Raum zu bleiben. Wir teilen die Stunde schließlich in ein schulähnliches Setting auf: fünfundvierzig Minuten lernen und dann mit der Mutter besprechen, wie es war. Er stellt sicher, dass die Mutter im Vorraum bleibt. Überrascht bin ich, dass er ein sehr konkretes Ansinnen vorträgt. Er möchte mir sein Referat vortragen. Er stellt sich vor mich und referiert im Schnelltakt über eine Stadt in der Nähe.

Beim nächsten Termin gibt die Mutter vor, einkaufen zu müssen, und zeigt sich hartnäckig. Als ich ihn bitte hereinzukommen, folgt er zu meiner Überraschung der Bitte, betritt den Raum und lässt sich schließlich auf ein Lernsetting ein. Wir besprechen sein Referat und die Begleitumstände.

Zwischen Tür und Angel sprechen wir noch ein notwendiges Schulgespräch ab und die Mutter verlässt für die nächsten fünfundvierzig Minuten die Praxis – ohne Protest von Markus. Von sich aus fängt er dann an zu malen. Er malt eine Szene auf dem offenen Meer mit einem Taucher, der eine Perle findet.

Ich lasse ihn zu seinem Bild erzählen und schlage vor, weil er nicht gerne schreibt, seine Geschichte für ihn aufzuschreiben. Er erzählt strukturiert von einem Taucher, der Besonderes im Meer findet und dadurch reich wird. Mit Freude zeigt er der Mutter sein Bild und diese liest mit Stolz seine Geschichte vor. Mein Vorschlag, die Erzählung den jüngeren Geschwistern vorzulesen, stößt auf Begeisterung. Ich kommentiere: »Lernen löst nicht nur Freude aus, etwas zu können. Es kann auch Angst machen, weniger Begleitung von der Mama zu haben.« Daraufhin nimmt die Mutter Markus in den Arm und sagt: »Du kannst dir immer meiner Liebe sicher sein, auch wenn du groß wirst.«

Die Abgrenzung der Mutter war ein Schlüssel zur Veränderung. In der Gestalttherapie gehen wir davon aus, dass sich Veränderung bei Kindern oft spontan ereignet, da Verhalten in Polaritäten angeordnet ist und in das Gegenläufige »hinüberspringen kann«. Diese spontane Veränderung wurde dadurch ermöglicht, dass Markus in unserem Setting Raum geboten wurde – als gegenläufiges Element zur familialen Enge durch die nachfolgenden Zwillinge. Die Beziehung zur Mutter wurde durch die zeitnahe Geburt der Zwillinge instabil. Sie konnte durch die Polarität von Bindung (Kuscheln) und Rückversicherung in der Progression des Lernens (Liebe bleibt) wieder als umfassend und gesichert erfahren werden. So konnte Markus Zugang zu seinen Ressourcen finden, was sich in dem Bild des Perlentauchers zeigt. Die Veränderungen strahlten auch in die Schule aus, was in einem Gespräch mit der Lehrerin deutlich wurde.

Volkmar Baulig

Die Befreiung der Meerjungfrau

Die Wutausbrüche von Alma belasten die Familie. Im Rahmen einer narrativen Sandspieltherapie kann sich ihre innere Welt auch für ihre Eltern öffnen.

Eine Mutter fragt für ihre Tochter um Therapie an: Alma, so nenne ich sie hier, breche oft heftig in Wut aus, schreie lange und durchdringend und sei unerreichbar. Wie ich erfahre, könne sie nicht mitteilen, was mit ihr los ist. Dann wieder weine Alma haltlos. Das Familienleben sei hierdurch sehr belastet.

In der Therapie begegnet mir ein achtjähriges Mädchen, das infolge einer Frühgeburt und der nachfolgenden Entwicklungsverzögerungen noch immer deutlich jünger erscheint. Alma antwortet spontan auf Fragen nach Interessen und Hobbys; Fragen nach ihrem Erleben bleiben dagegen unbeantwortet. Schon bald wird sie unruhig, rutscht hin und her und sieht sich im Raum um. Ich bin froh, ihr spieltherapeutische Medien anbieten zu können, mit denen sie sich jenseits von Sprache ausdrücken kann.

Nachdem sie die Handpuppen und die Rollenspielutensilien betrachtet hat, zieht es Alma zu dem kleinen Sandkasten in meinem Therapiezimmer und den Figuren, mit denen im Sand Szenen gebaut werden können.

Alma greift sofort in den Sand. In dem Umgang mit ihm spiegelt sich ihre impulsive Art: Schnell türmt sie ihn zu einem Berg auf und greift nach rotem Stoff, um Feuer darzustellen. Ein Vulkan sei dort ausgebrochen. Ebenso rasch räumt sie Flammen und Lava wieder fort und legt einen blauen Streifen über den Berg; entgegen der Schwerkraft fließt dort ein Fluss bergauf und bergab. Erst jetzt findet Alma in ein ruhigeres Bauen hinein – schweigend widmet sie sich ihrem Sandbild. Es stellt sich eine tranceartige Atmosphäre ein, in der sie den Sand weiter formt, Figuren auswählt und hinzufügt. Zuschauend nehme ich Anteil am Gestaltungsprozess. Schließlich erklärt Alma ihr Sandbild für fertig. Ich halte es auf einem Foto fest und nehme an ihrer Seite Platz. Gemeinsam schauen wir auf den Sandkasten, in dem eine bedrohlich wirkende Szene entstanden ist:

Mit einer Pistole bewaffnet steht ein Mann auf einer Brücke, die über den Fluss führt. Er zielt auf ein großes Ei, das er stehlen will. In eine Kiste hat er eine Meerjungfrau gesperrt, die er töten will. Eine Frau liegt schlafend im Hintergrund, die von dem ganzen Geschehen nichts mitbekommt und nicht zu Hilfe kommen kann. Ein Mann filmt die Szene mit einer Kamera. Als mir Alma ihr Sandbild beschreibt, wirkt sie angespannt und aufgeregt.

Sich mit einem fertigen Sandbild zu konfrontieren, ist nach Margaret Lowenfeld, Begründerin der Sandspieltherapie, »als würde man mit einem Stück Realität zusammentreffen, fast als ob man unerwartet seinem Spiegelbild begegnete«. Häufig scheinen in Sandbildern traumatische Szenen auf, die dem Alltagsbewusstsein nicht zur Verfügung stehen und nur im Körpergedächtnis gespeichert sind. Auch Almas Sandbild verweist auf sehr frühe Lebensereignisse: Aus der Anamnese weiß ich von ihrer Frühgeburt und einer langen Zeit, in der sie im Brutkasten liegend von ihren Eltern getrennt war. Danach blieb sie in ihrer Beweglichkeit eingeschränkt und war teils schmerzhaften Behandlungen ausgesetzt.

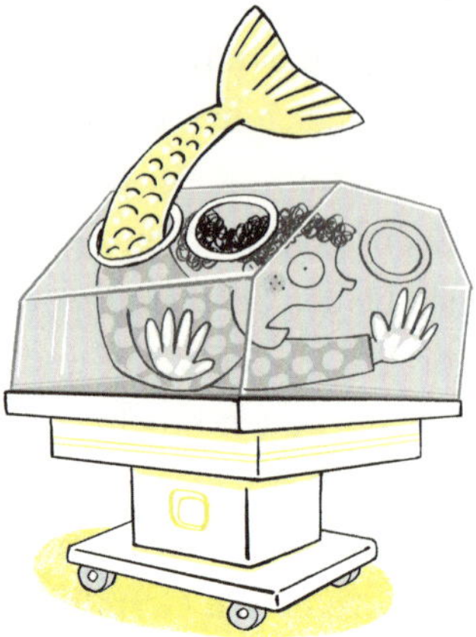

Die Position der Meerjungfrau spiegelt diese Erfahrungen, auch das bedrohte, noch nicht geschlüpfte Wesen im Ei erinnert an ein frühes Entwicklungsstadium: Ei und Kiste der Meerjungfrau sind mit einem transparenten grünen Stoff umgeben, als gehörten sie noch einem Zwischenreich an und seien noch nicht ganz auf der Welt angekommen.

Im Sandbild finden sich auch Bezüge zu Almas weiterer Lebensgeschichte. Ihre Mutter hatte den Vater bei einem Auslandsaufenthalt kennengelernt, die beiden wurden ein Paar und ließen sich in Deutschland nieder. Während der ersten, noch glücklichen Ehejahre wurde die ältere Schwester geboren; später verschlechterte sich die Beziehung. Nach Almas Geburt erlitt die Mutter eine Wochenbettdepression. Die Jahre danach waren von einer konfliktreichen Trennungsphase der Eltern geprägt, deren bedrohliche Aspekte im Sandbild spürbar sind. Da der Vater im Gegensatz zu seiner Frau beruflich nicht gut Fuß fassen konnte, kümmerte vor allem er sich um die Kinder. Umso größer war sein Verlust für Alma, als er nach der Trennung wieder in sein Herkunftsland zog.

Alma schaut wie gebannt auf das Sandbild, in dem zunächst keine Rettung erreichbar scheint. Als ich sie aber frage, wie die

Geschichte weitergehen könnte, beginnt sie sofort zu handeln. Sie greift zu einem Dinosaurier und stellt ihn vor das Ei: Er ist der Vater des noch ungeschlüpften Dinokinds, das er beschützen will.

Danach lässt Alma den Mann mit der Kamera in Aktion treten. Er ruft die Polizei, ein Polizist wirft ein Netz über den gefährlichen Mann und nimmt ihn gefangen. Auch für die Meerjungfrau geht die Geschichte gut aus: Eine Frau geht auf ihrem Weg zur Arbeit an der Kiste vorbei, hört sie schreien, holt sich ein Schwert und befreit sie. Anschließend tauscht Alma die Figur der Meerjungfrau gegen ein Kind aus: Es sei nur verwandelt gewesen. Auf dem Abschlussfoto steht ein kleines Mädchen dicht neben seinen Eltern.

Margaret Lowenfeld entwickelte die Sandspieltherapie in den 1920er-Jahren, um Kindern eine Ausdrucksmöglichkeit für ihr präverbales Erleben zu geben, das von ihnen sonst nicht mitteilbar sei. Später verband Dora Kalff die Methode mit den Theorien C. G. Jungs. In beiden Konzepten bleibt das Gebaute nach dem Aufbau stehen. In der narrativen Sandspieltherapie rege ich dagegen dazu an, die Bilder in Bewegung zu bringen. Zu Therapiebeginn wirken Sandbilder oft wie in einem Problemzustand erstarrt. Ich versuche, den Zugang zu Ressourcen wiederherzustellen und Perspektiven zu erweitern.

Entscheidend für eine Auflösung der Problemtrance ist meist bereits die Frage, wie die im Sandbild dargestellte Geschichte weitergehen könnte – allein die Suggestion, *dass* dies möglich sein könnte, bringt festgefahrene innere Bilder in Bewegung. Aus Problembildern entstehen oft überraschend schnell Wege zu einem gewünschten Zustand.

Michael White umschreibt den Ausgangspunkt narrativer Therapie mit der Frage: »Welchen Geschichten erlaubst du, dein Leben zu regieren?« Gesucht wird nach besonderen Ereignissen, die sich von den bisher dominierenden Problemnarrativen unterscheiden. Im Sandspiel treten solche Momente oft in eindrucksvollen Bildern in Erscheinung. Um sie zu bewahren, fotografiere ich die Lösungsbilder und halte sie mit den Geschichten für die Kinder fest.

Oft bilden Sandbilder auch untereinander eine Fortsetzungsgeschichte, bis ein Thema schließlich zu einem Ende kommt. Auch bei Alma wiederholen sich Motive und Lösungsversuche: Ein Mädchen sitzt weinend allein in einem Vulkankrater. Es hatte auf dem Berg gestanden und ein Lied gesungen, als der Vulkan ausbrach. Später steigt der Vater auf den Vulkan, um das Mädchen zu retten. Er versucht, es aus dem Krater zu ziehen, aber das Mädchen bemerkt ihn nicht. Der Vater stürzt ab und kann nicht mehr zu Hilfe kommen. Lange sitzt das Mädchen im Krater, während Speere auf es herabregnen. Schließlich klettern die Mutter und Schwester hinauf, entfernen die Speere und helfen ihm hinaus. Danach stehen alle im Kreis und erzählen dem Mädchen, was passiert ist. Der Vulkan wird zu einem »Berg, der nie wieder ausbricht«.

In einem späteren Sandbild ist ein Schwan in einem Netz gefangen und Gefahren ausgesetzt. Aus eigener Kraft kämpft er sich heraus. Vor ihm liegt ein Ei, aus dem ein Vogel schlüpft und sein Freund wird. Den Abschluss der Serie bildet ein Sandbild, auf dem im Inneren eines Vulkans noch Lava zu sehen ist. Darüber ist jedoch in der Zwischenzeit viel Grün gewachsen. Da der Vulkan älter geworden ist, werden jetzt nur noch wertvolle Dinge aus ihm herausgeschleudert.

Systemisches Sandspiel bietet auch besondere Möglichkeiten in der Familientherapie. Da ich ihre Familie als liebevoll und zugewandt erlebte, habe ich vorrangig mit Alma im Einzelsetting gearbeitet. Im Sand fand sie Raum für die Neuerzählung ihrer Vergangenheit, für Momente von Nachbeelterung und Trost. Über die Sandbilder konnte sich Almas innere Welt auch für ihre Familie öffnen. Wut und Trauer gingen zurück.

Wiltrud Brächter

Die Wurzeln des Männerhasses

Bereits in ihrer Kindheit erlebte Camille sexuelle Gewalt. Der Gestalttherapeut Victor Chu beschreibt, wie er sie unterstützte, das transgenerationale Trauma zu überwinden.

Ich bin Gestalttherapeut. Seit über fünfundzwanzig Jahren führe ich gestalttherapeutische Familienaufstellungen durch. In Familienaufstellungen, einer von Bert Hellinger entwickelten Methode, können die Teilnehmerinnen und Teilnehmer ihre gegenwärtige Familie oder auch ihre Herkunftsfamilie mithilfe anderer Gruppenmitglieder stellvertretend für ihre Familienangehörigen in den Raum stellen. Diese erspüren ähnlich wie im Rollenspiel die Beziehungen in der Familie. Dadurch können ungelöste oder tabuisierte Familienkonflikte sichtbar gemacht und gelöst werden.

Das gestalttherapeutische Familienstellen unterscheidet sich von der hellingerschen Vorgehensweise dadurch, dass ich den aufgestellten Familienmitgliedern keine vorgefassten Sätze und Rituale vorgebe, sondern sie ermutige, miteinander in direkten Kontakt zu gehen und einander ungefiltert zu sagen, was sie im Sinn haben. Ich achte sehr auf die Körpersprache. Außerdem nutze ich Steine verschiedenster Größen, um Belastungen sicht- und spürbar zu machen, und Seile und Stöcke, um Grenzen zu ziehen. Als männlicher

Therapeut ist es nicht einfach, Familienaufstellungen zu leiten, in denen sexualisierte Gewalt thematisiert wird. Ich muss Mitgefühl sowohl für die Männer als auch für die Frauen empfinden. Gleichzeitig muss ich neutral sein und bei jeder aufgestellten Beziehung erkennen, wer Täter oder Täterin und wer Opfer ist. Die Wiederherstellung der persönlichen Würde sowohl der Täterinnen und Täter als auch der Opfer ist mir wichtig. Solche transgenerationalen Traumatherapien können außerordentlich heilsam sein.

Im vorliegenden Beispiel möchte ich einen Fall aus meinen Fortbildungsseminaren beschreiben. Die betreffende Teilnehmerin, ich nenne sie hier Camille, hat im Laufe der Jahre insgesamt vier Familienaufstellungen gemacht, aus denen ich mit ihrer Erlaubnis die wesentlichen Schritte hier beschreibe.

Camille ist eine Frau Mitte fünfzig, kompetent, selbstbewusst, attraktiv. Nach ihrer Scheidung hat sie zwei Söhne allein groß gezogen. Als sie mit den Aufstellungen anfing, sprach sie von einem tief sitzenden Männerhass. Als Kind sei sie von ihrem Stiefgroßvater mütterlicherseits sexuell missbraucht worden. Ihr Vater sei ihr gegenüber »schmierig« und sexuell übergriffig gewesen. Ihre Mutter sei schwach und habe sie nicht geschützt. In sich spüre sie eine riesengroße Traurigkeit. Von allen Partnern ihres Lebens habe sie sich getrennt. Jedes Mal, wenn sie mit einem Mann intim werde, habe sie das Gefühl, dass eine große Wunde in ihr wieder aufreiße. In ihrer Vagina gebe es einen Schmerzpunkt, dessen Berührung sie beim Beischlaf zu vermeiden versuche. Außerdem plage sie ein ständiges Husten.

Camille ist das zweite von drei Kindern ihrer Eltern. Der Großvater väterlicherseits war Lehrer und nahm sich eine elf Jahre jüngere Schülerin zur Frau – hier finden wir bereits einen ersten Hinweis auf eine Grenzverletzung, ein Verhältnis zwischen einem Lehrer und einer Schülerin. Der Vater, das letzte Kind aus dieser

Ehe, entstand in der Nacht, nachdem der Großvater mit seinen Saufkumpanen gewettet hatte, wer von ihnen als Erster ein Kind zeuge. Der Vater ging seinerseits fremd und zeugte mit einer Geliebten ein Kind. Als Camille in die Pubertät kam, näherte er sich ihr inzestuös. Zudem ließ er zu, dass sein Freund Camille sexuell missbrauchte – mit seinem Wissen und Einverständnis.

Die mütterliche Familie war ebenso dysfunktional: Der Großvater mütterlicherseits verhielt sich der Großmutter gegenüber außerordentlich herrisch und einschüchternd. Sie konnte sich zwar nicht gegen ihn wehren, rächte sich jedoch dadurch, dass sie sich während des Krieges einen heimlichen Geliebten nahm, mit ihm ein Kind zeugte und dieses dem Großvater unterschob. Nach dem Krieg trennte sie sich vom Großvater und heiratete ihren Cousin. Dieser missbrauchte als Stiefvater die Mutter, die damals in ihrer Pubertät war – und später missbrauchte er auch seine Enkelin Camille. Selbst ein Missbrauchsopfer, konnte die Mutter Camille nicht vor den Übergriffen vonseiten des Stiefgroßvaters, des Vaters und dessen Freund schützen.

In den Aufstellungen zeigte sich die verwundete weibliche Linie in ihrem ganzen Ausmaß: die Großmutter väterlicherseits, die als Schülerin von ihrem Lehrer zur Frau genommen wurde; die Großmutter mütterlicherseits, die ihrem übermächtigen Mann das Kind eines heimlichen Geliebten unterschob und später zuließ, dass ihr zweiter Mann ihre Tochter und ihre Enkeltochter missbrauchte; die missbrauchte Mutter, die ihre Tochter nicht schützen konnte; schließlich Camille.

Es war für Camille außerordentlich wichtig, diese Wurzeln ihres Männerhasses, ihres Ekels und ihrer körperlichen Verletzlichkeit zu entdecken. In der letzten Aufstellung stellte sich die Großmutter mütterlicherseits zum ersten Mal ihrem despotischen Mann, der bei dieser Konfrontation in sich zusammenfiel. Nachdem die

Großmutter ihre weibliche Stärke wiedergewonnen hatte, konnte sie ihre Tochter, die Mutter Camilles, schützen. Mit der Großmutter im Rücken war die Mutter nun bereit, Camille als Tochter anzunehmen.

Camille fühlte sich zum ersten Mal von ihrer Mutter gesehen und ernst genommen. Sie gab dieser einen großen Stein dafür, dass sie sie nicht geschützt hatte. Unter ihrem Groll spürte sie eine tiefe Sehnsucht nach mütterlicher Liebe. Es fiel ihr schwer, sich als Kind der Mutter anzunähern. Sie musste einen inneren Widerstand überwinden, bis sie sich endlich von der Mutter in den Arm nehmen und bemuttern lassen konnte. Mit der neu entdeckten Nähe zur Mutter und Großmutter spürte sie die Frauenpower in sich wachsen. Mithilfe von Seilen zog sie eine symbolische Grenze zu ihrem Stiefgroßvater, ihrem Vater und dessen Freund und gab jedem einen schweren Stein für dessen Übergriff. Ihrem Vater konnte sie ihre Wut ins Gesicht schreien – etwas, was ihr lange »im Halse stecken geblieben war«: ein Grund für ihr ständiges Husten.

Zum Schluss kam es auch zur Begegnung mit ihrem Ex-Mann: Sie zeigte ihm offen ihren Zorn darüber, dass er sie im Schlaf geschwängert hatte – was sie vorher beschwichtigend als einen »nicht einvernehmlichen Beischlaf« bezeichnet hatte. Durch diesen Akt hatte sie sich wieder missbraucht gefühlt (Retraumatisierung). Daraus war ihr ältester Sohn entstanden. Sie erkannte, dass sie das gewalttätige Männerbild, das sie in sich trug, auf ihn übertragen hatte. Als sie dies zugab, brach der Stellvertreter ihres Sohnes in Tränen aus. Er sagte Camille, dass er als Kind unter unerträglicher Einsamkeit gelitten habe, vielleicht ein Grund für seine spätere Adipositas und Suizidalität.

Camille bat ihn um Verzeihung dafür, dass er die ganze Wucht ihrer Wut auf Männer abbekommen hatte. Jetzt erkannte sie zum ersten Mal, dass er ein anderer Mann war als die Männer, die sie bisher im Leben erlebt hatte. Langsam versöhnten sich Mutter und Sohn. Aus eigener Erfahrung weiß ich, wie stark der Blick einer Mutter auf ihren Sohn als einen werdenden Mann ihn in seinem Selbstbild prägen kann. In ihrem Blick nimmt er alle die Männererfahrungen mit auf, die sie im Laufe ihres Lebens gemacht hat.

Mittlerweile lebt Camille in Liebe und tiefer Verbundenheit mit ihrem jetzigen Partner zusammen. Die Beziehung zu ihren Söhnen hat sich verändert und ist inniger geworden. Der plagende Husten ist verschwunden.

Victor Chu

Widerwille in der Therapie

Der vierzehnjährige Klaus ist wütend und impulsiv – und schimpft sich zwei Jahre lang widerwillig durch die Therapie. Wie geht der Therapeut mit dem beständigen Widerstand um?

Meine inzwischen verstorbene Frau bat mich einmal mit den folgenden Worten, einen Fall zu übernehmen: »Da komme ich nicht weiter. Da muss ein Mann ran, weil Vatererfahrungen fehlen. Da geht es ums Aushalten.«

Die Eltern von Klaus hatten sich vor Kurzem getrennt, und der vierzehnjährige Jugendliche wusste nicht so recht, wohin er gehören sollte. Der ältere Bruder war beim Vater und die ältere Schwester bei der Mutter. Genau genommen wollte ihn keiner haben. Mal beim Vater und öfter bei der Mutter, überall benahm er sich schlecht und forderte schimpfend seine Rechte ein, aber mit den Pflichten haperte es. Er war bereits auf verschiedenen Schulen gewesen und auch auf der hiesigen Privatschule klappte es nicht gut.

Beim Kontakt mit seinem Psychiater stieß ich auf Schulterzucken. Er hatte auch keine Idee mehr außer einer Klinikeinweisung. Das galt es nach meiner Einschätzung zu vermeiden, zumal sich die Familie dann noch mehr von Klaus distanziert hätte. Mein erster

Eindruck von diesem entsprach eigentlich seiner Vorgeschichte. Er wirkte auf mich abweisend. Also suchte ich orientierungslos Kontakt zu den heillos zerstrittenen Eltern und erhielt von der Mutter keine Resonanz zur Mitarbeit und vom Vater nur eine sehr verhaltene Bereitschaft. Klaus' Dilemma war: Beim Vater, der lax wirkte, bekam er keinen Halt, und bei der mir gefühlskalt erscheinenden Mutter prallte er ab. Der Vater schien mir in seiner ganzen Größe wie ein unbeholfenes Kind. Anscheinend war er ganz damit gefordert, beruflich seine leitende Stellung auszufüllen.

Psychologisches und Pädagogisches schienen dem Vater fremd. In Anbetracht seines Mangels an Empathie und Grundverständnis für andere hatte ich auch bei ihm das Gefühl, elementare Aufbauarbeit leisten zu müssen. Aber immerhin schien der Vater kontaktbereit, wenn auch nur bedingt kontaktfähig. Ohne seine Bereitschaft zur Mitarbeit hätte ich die Arbeit mit Klaus nicht beginnen können. Denn es bestanden ja zwei systemische Baustellen: Es war weder klar, wo Klaus zukünftig wohnen würde, noch war geklärt, auf welche Schule er gehen sollte.

Ich wusste, dass es sich in der Arbeit mit Klaus vor allem um elementare Aufbauarbeit handelte. Zunächst achtete ich auf die Sitzordnung. Da Klaus sehr emotional war, wollte ich nicht so sehr in den Dunstkreis seiner Emotionen kommen und hielt größeren Abstand als normalerweise zu anderen Klientinnen und Klienten. Da ich wusste, dass er sich von den Eltern geschickt fühlte, setzte ich mich in die Nähe der Tür, um so die Schwelle zum Weggehen zu erhöhen.

Ich wies ihm einen Sitzplatz zu. »Ich weiß gar nicht, was ich hier soll«, platzte es aus ihm heraus. »Na ja, wir könnten überlegen, was in deinem Leben nicht so gut läuft und was du ändern könntest«, entgegnete ich mit dem Bemühen, ruhig zu bleiben. »Wieso ich?«, schimpfte er weiter: »Die anderen, die sind doch scheiße.« »Mag sein, aber die sind nicht hier. Mein Angebot ist, mit dir hier eine Stunde die Woche zusammen zu sein, um zu überlegen, was du ändern könntest«, so meine etwas unterkühlte Antwort.

Doch mein Bemühen, cool zu sein, hielt ihn nicht davon ab zu schimpfen. »Das ist ja wie im Gefängnis. Ich will gehen. Sie halten mich hier fest.« »Ich halte dich nicht fest. Aber ich habe eine Absprache mit deinem Vater, dass du jede Woche eine Stunde kommst. Wenn du jetzt gehst, dann musst du das mit deinem Vater ausmachen«, so meine klare Ansprache. »Ich will hier weg!«, schrie er, und ich entgegnete mit einer Prise Fürsorglichkeit: »Und ich möchte gerne, dass du bleibst.«

Sein Grundmuster von Attacke, Vorwurf und Fluchtgedanken hielt sage und schreibe zwei Jahre an. Klaus kam aber regelmäßig, ging regelmäßig zur beendeten Zeit und schimpfte regelmäßig. Er zeigte sozusagen im Negativen Beständigkeit. Auch ich reagierte analog mit Kontinuität. Ich ließ mich nicht provozieren und dachte: »Das ist sein Thema. Näher lässt er mich nicht an sich ran.« Aber insgeheim spürte ich: Er unterstellte mir Nehmerqualitäten, dass ich das mit ihm hier aushielt. Aber er versuchte, sich Sympathien für mich nicht anmerken zu lassen.

Die Gespräche mit dem Vater waren zäh. Er wirkte emotional sehr unbeteiligt und schob die Verantwortung für die Zukunft von Klaus von sich. Aber er kam und er klebte mir förmlich an den Lippen. So schafften wir es zunächst noch mit meiner Hilfe, eine Regelschule für Klaus zu finden.

Eines Tages kam der Vater mit einem neuen Thema. Er habe auf einer Reise eine Frau kennengelernt und die sei – man staune – aus dem gleichen Ort. Die frohe Botschaft wandelte sich aber schnell, als er erwähnte, dass diese Frau auch einen schwierigen Jungen habe, und da sei es für ihn noch weniger denkbar, Klaus zeitintensiver bei sich aufzunehmen.

Im Kopf von Klaus entwickelte sich wohl die Fantasie, er könne beim Vater in Anbetracht der neuen Beziehung stärker andocken. Ich sah darin ein Ziel, an dem wir arbeiten könnten. Ich betonte: »Da musst du aber erst einmal an deinem Benehmen arbeiten. Ein erster Schritt dazu ist, dass nicht immer die anderen schuld sind.« Immerhin schimpfte er nicht zurück.

Mein Vorschlag, die neue Lebensgefährtin des Vaters einzubinden, führte dazu, dass sie beim nächsten Gespräch mitkam. Die Rede kam sofort auf Klaus, wobei sie erwähnte, dass er sich ganz unmöglich benehme. Aber zwischen den Tönen hörte ich keine grundsätzliche Ablehnung heraus. Die Paargespräche zentrierten sich um die Frage, wie denn die schwierigen Jungs eingebunden werden könnten. Denn inzwischen waren sie als Paar in ihrem Haus zusammengezogen.

Mich beeindruckte der Mut des neuen Paares, sich nach schwierigen vorangegangenen Beziehungserfahrungen nochmals auf ein so herausforderndes Projekt einzulassen. Die Frau gab in einer Nebenbemerkung einen potenziellen Schlüssel zu einer tragfähigeren Lösung. »Also diese ganzen schwierigen Jungs unter einem Dach zu haben, das kann ich mir nicht vorstellen.« So stellte ich den Vorschlag in den Raum, dass für ihren Sohn und Klaus' älteren Bruder eine nahe Dependance gesucht werden sollte, zumal Letzterer ja schon volljährig sei. Was mit Klaus selbst sei, solle noch offenbleiben. So hätte die neue Beziehung ein Stück weit den Rücken frei, um sich zu entwickeln. Mein Vorschlag blieb ohne ein »Ja, aber« im Raum.

Ich informierte Klaus von diesem Gespräch. Dann schimpfte er wieder: »Die wollen mich ja doch nicht haben.« »Aber vielleicht ist das unser Ziel, dass du da ankommst«, entgegnete ich. Von nun an sah mich Klaus eher als Helfer. Er schimpfte weniger, legte aber seinen spröden Charme nicht ab.

Die Dependance wurde umgesetzt. Es wurden vom neuen Paar klare Regeln aufgestellt, die zum Teil mit mir abgesprochen wurden. Das Konzept mit der Dependance bewährte sich. Klaus war dort zunächst nur zeitweise und quasi auf Probe da.

Das Mitgefühl für Klaus ihrerseits und die Hoffnungsschimmer – dieser war in der neuen Schule angekommen und es gab in der Patchworkfamilie weniger Konflikte mit ihm – bewegten die Partnerin dazu, seiner Aufnahme in die Dependance zuzustimmen. Mit dieser Lösung lockerten sich die Kontakte. Etwa ein Jahr später traf ich den Vater auf dem Markt. »Wir haben geheiratet«, sagte er, »und es läuft.« Ich war sehr erfreut, aber irgendwie auch erstaunt.

»Hallo, Herr Baulig, wie geht es Ihnen?«, so wurde ich in den nächsten Jahren dreimal freundlich angesprochen. Es war Klaus mit sympathischem Lächeln, der von irgendwelchen Fortschritten erzählte. Und ich konnte die Fortschritte in seinem Gesicht sehen.

Gut zehn Jahre nach Beendigung der Arbeit mit ihm traf ich die Mutter in einer anderen Stadt beim Sonntagsspaziergang. Sie kam von sich aus auf mich zu und erzählte mir, Klaus lebe in einer anderen Stadt und mache gerade seinen Master in Wirtschaft.

Volkmar Baulig

Das Verdikt

Eine achtunddreißigjährige Patientin kriecht in einer Lebenskrise zu ihrer Mutter ins Bett – und möchte mit ihrem Therapeuten ihre Beziehung zu Männern klären.

Alma wurde mir von ihrer Schwester therapeutisch »ans Herz gelegt«. Diese hatte ich im Laufe einer längeren Therapie wegen einer generalisierten Angststörung behandelt. Ich war also schon ein wenig in die spezielle Familiendynamik eingeweiht.

Über mehrere Generationen ließ sich zum einen eine Neigung zu Depressionen konstatieren, zwei vollendete Suizide gab es in der Großeltern- und der Urgroßelterngeneration, zum anderen fanden sich zahlreiche Beispiele von Zwangsstörungen in der Familie. Die Schwester machte sich Sorgen, dass Alma überhaupt nicht mehr loslassen könne, sondern alles tausendfach durchdenke und kontrolliere.

Zum Erstgespräch trat eine gepflegte, hübsche achtunddreißigjährige Patientin in das Therapiezimmer. Wie sich im Verlauf der Therapie herausstellte, hatte in der kleinen körperlichen Gestalt nicht nur Zerbrechlichkeit, sondern auch ein eisenharter Wille sein Zuhause gefunden. So lehnte Alma eine medikamentöse Unterstützung ab. Ein »reines Leben« ohne Chemie sei ihr Ideal.

Sie wolle ihre Beziehung zu verschiedenen Männern klären. Ich solle ihr helfen herauszufinden, was sie so auf das Nachdenken über diese mediokren Gestalten fixiere. Eine frühere Beziehung sei durch eine Affäre des Mannes zerbrochen. Der Jetzige sei ein Schwerstalkoholiker, der sie aber durch seinen Charme immer wieder zum Lachen bringe. Dies sei Gold wert, hole er sie doch raus aus ihrer Welt und gebe ihr das Gefühl, nicht mehr allein zu sein. Alma konnte ausgiebig über Details ihrer Begegnung mit ihm berichten, allerdings nicht, welche Gefühle das in ihr auslöste. Zu tief vergraben war der unmittelbare Zugang zu allen Affekten.

Während der ersten Phase der Therapie ging es mir wesentlich darum, einen Zugang zu Alma zu finden, sie in ihrer emotionalen Verlorenheit nicht allein zu lassen und zu signalisieren, dass sie sich nicht für verrückt erklären müsse, sondern dass vieles von dem, was sie erzählte, nachvollziehbar sei. Ihr Denk- und Verarbeitungsstil war dabei konkretistisch – typisch für Menschen mit Zwangsstörungen –, sodass sie wenig die großen Themen hinter den einzelnen seelischen Erscheinungen zuordnen und dann abstrahieren konnte. Dabei war sie weit überdurchschnittlich intelligent und – gerade was ihre mathematischen Fähigkeiten anbetraf – hochbegabt.

Dies war wohl die Grundlage für ihren Erfolg als selbstständige Geschäftsfrau. Alma begann zu begreifen, dass ihr Verehrer, besonders in betrunkenem Zustand, einfach etwas hatte, was sie selbst bitter entbehrte, nämlich Spontaneität und eine Unmittelbarkeit der Kontaktaufnahme. Außerdem brachte er ihr nahe, dass nichts auf dieser Welt wirklich rein und ambivalenzfrei zu haben sei. Der Schmutz gehört zum Leben einfach dazu, wenn man ein wenig Spaß haben will. Die »anale Trias« – Sauberkeit, Geiz und Ordnungsliebe – lag bei ihr durchaus vor, wobei der Geiz sich nur auf ihre Gefühle bezog, finanziell war sie sehr freigiebig, die beiden anderen Kriterien waren augenfällig ausgeprägt vorhanden.

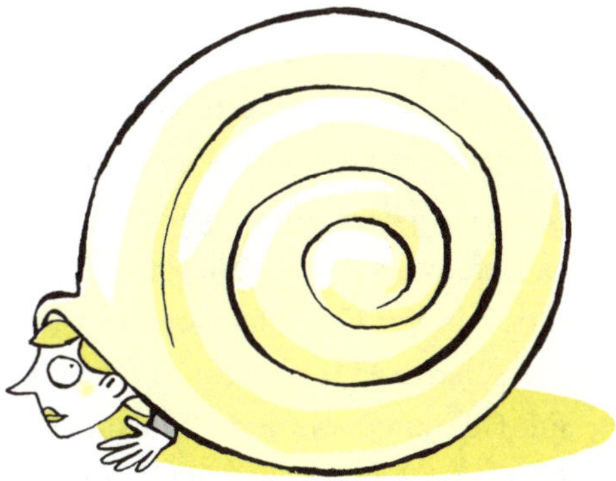

Alma war in heller Aufregung, als wir uns nach etwas zeitlichem Abstand online wieder trafen. Ein anderer Mann, K., mit dem sie seit fünfzehn Jahren ein ungeklärtes Verhältnis hatte, war ins Gefängnis gesperrt worden. Die gegen ihn erhobenen Vorwürfe waren finanzieller Natur. K. war aus reichem Hause, und die (Steuer?-) Summen, um die es ging, waren sieben- bis achtstellig. Nach einer Enttäuschung hatte sie ihn vor etwa acht Jahren wieder auf Abstand geschoben, ihn nicht mehr richtig an sich rangelassen. Wobei Abstand Almas Grundverfasstheit mit Menschen war.

Auch in der Therapie war sie eine Spezialistin darin, sich emotional nicht erreichen zu lassen. Was immer ich probierte, sie wand sich intellektualisierend – ganz über das Denken und Gefühle vermeidend – heraus. Jetzt war er im Gefängnis und ihre lebenslang geübte Abwehr brach zusammen. Wie ein depressives Kind hörte sie auf zu essen, war durchgeschüttelt von Furcht und sann nur darüber nach, wie sie K. aus dem Gefängnis bekommen könne. In ihrer Verzweiflung tat sie etwas, was ihr seit ihrer Kindheit fremd gewesen war: Mit achtunddreißig Jahren kroch sie zum Schlafen wieder in das Bett zu ihrer Mutter.

Dieses seltsame Verhalten erregte meine Neugier. Ich fragte sie, wie es zu so einem Verhältnis zu ihrer Mutter gekommen sei. Sie hielt inne. Schon lange sei zwischen ihr und der Mutter ein Abgrund, eine tote Nicht-Nähe. Ich forderte sie auf, am biografischen Zeitstrahl langsam rückwärtszuschreiten, um zum Quellpunkt dieser Distanz zu gelangen. Die Abständigkeit war durch den Verlust von K. an das Gefängnis umgeschlagen in Sehnsucht, ein bei ihr abgrundtief verschüttetes Gefühl, bekanntermaßen »die Nähe der Ferne der Nähe«. In dieser Sehnsucht wachte etwas Altes, Verdrängtes in ihr auf. Deshalb die inneren Stürme und das Zurückfallen in ihr Kind-Ich, was ihr aber auch die Chance gab, dieses Verlorene doch noch abzuholen. Ihre Zeitreise endete im Schock. Sie erinnerte sich, dass es in ihrem Leben ein Davor und Danach gegeben hatte:

In der Straße lebte gegenüber dem elterlichen Wohnhaus die Tante. Diese war wie eine zweite Mutter für sie, mit der sie viel mehr Zeit verbrachte als mit der überbeschäftigten kinderreichen Mutter. Ihre Tante war »fun«, ausgelassen, chaotisch und spontan. Man ging zusammen reiten, lachte viel über jeden noch so harmlosen Schabernack. In den Augen der Eltern führte die Tante ein lästerliches Leben. Die Mutter war tugendhaft, und als die Tante, kein Kind von Traurigkeit, anfing, Alkohol und vielleicht auch anderes Psychoaktives zu konsumieren, sah man Alma in Gefahr. So kam es zu dem Verdikt, das Almas Leben verändern sollte. Ohne Erklärung, ohne Abschied wurde ihr der weitere Umgang komplett verboten. Sie durfte nicht mehr über die Straße zu ihr gehen – die Tante war zur Unperson deklariert worden.

So zog sich Alma im Alter von acht Jahren immer tiefer in ihr Schneckenhaus zurück. Mit niemandem konnte sie über ihren Kummer, ihren Verlust und ihren Zorn reden. Sie fing an, exzessiv zu denken, wurde in der Schule zu einer Perfektionistin und vergrub sich in Grübeleien über eine vermeintliche Schuld. Sie lernte, ihr Gemüt abzukühlen, sodass es ihr keinen Kummer mehr bereitete. Auf dieser Schicht von Kälte funktionierte sie erstaunlich gut, wurde eine hervorragende Schülerin und Studentin, später eine Geschäftsfrau, die ihr Vermögen mehrte.

Jetzt war sie eingebrochen. Die Kälteschicht hatte nachgegeben und sie wieder in die alte Verlassenheit fallen lassen. Eigentlich gefiel sie mir so viel besser, lebendiger, spontaner und vor allem ohne die Abspaltung aller Bedürftigkeit. Am Ende sind es die Bedürfnisse, die uns zueinander bringen. Die Sitzungen gewannen an Impact und verflogen wie im Sturm. Je mehr wir uns dem Thema des Verlustes der Tante widmeten, desto mehr rückte der Gefängnisaufenthalt von K. in den Hintergrund. Ich schlug vor, dass sie sowohl mit der Mutter als auch der Tante ein Gespräch über diesen dunklen Teil ihrer Kindheit suchen solle.

In einer hoch emotionalen Auseinandersetzung konfrontierte sie die Mutter, die klug genug war, die Wut ihres erwachsenen Kindes ernst zu nehmen. Es kam dadurch zu einer erstaunlichen Wiederannäherung und einer Heilung der Beziehung. Damit einher ging eine wohltuende Aufweichung von Almas Verpanzerung, der Zwanghaftigkeit.

Und die Tante? Alma nahm nach nun mehr als zwei Dekaden Kontakt auf. Und fand sie auf der »Zielgeraden« einer schweren Krebserkrankung. Ein letzter Chemotherapieversuch stand noch bevor. Selbst das digitale Kontaktmedium konnte die Tränenflut auf beiden Seiten nicht stoppen. Ich ermutigte Alma, zu einem letzten »Hello and goodbye«, das so lange in beider Leben gefehlt hatte, zu ihr zu reisen. Alma versprach, sich so schnell wie möglich auf den Weg zu machen.

Burkhard Hofmann

Gute Eltern in schlechten Zeiten

Wenige Wochen vor der Geburt treiben den werdenden Vater Schuldgefühle in die Verzweiflung: Wie kann er es zulassen, dass ein Kind in diese schreckliche Welt hineingeboren wird?

Herr A. ist schon sein ganzes Leben lang Musiker, spielt verschiedene Instrumente und komponiert. »Seit Corona geht gar nichts mehr.« Er hat große Geldprobleme und seine Frau ist im achten Monat schwanger. Sie sorgt sich wegen seiner vielfältigen Ängste, nachts kreisen seine Gedanken um die Klimakatastrophe und eine Welt voller Lügen, Korruption und Egoismus. Er fühlt sich schuldig, weil sein Kind in eine fürchterliche Welt hineingeboren werde.

Sie sind gekommen, weil Herrn A.s »Horrorszenarien« immer heftiger werden, je näher der Geburtstermin rückt. Nein, er sei kein gewünschtes Kind gewesen. Er wolle ein sorgender Vater sein, und so frage ich ihn nach seinem Vater. Der hat die Familie verlassen, als er noch ein kleines Kind war. Die Eltern haben sich stundenlang angeschrien und nach der Trennung gab es eine jahrelange Schlammschlacht vor Gerichten. Jetzt hat die Mutter Krebs, und er hofft, dass sie bald stirbt. Er kann sie nicht mehr im Pflegeheim besuchen, seitdem seine Frau schwanger ist. Voller Wut beschreibt er seine Mutter als rechthaberisch, manipulativ, aggressiv, abwertend, beleidigend, egoistisch und besserwisserisch.

Meine Frage, ob die Mutter in psychotherapeutischer Behandlung gewesen sei, beantwortet er mit einem bitteren Lächeln. Erst vor wenigen Jahren habe er erfahren, dass sie mal wegen Stress und Überlastung in einer Klinik gewesen sei, wo die Ärzte den Verdacht auf eine schwere Persönlichkeitsstörung geäußert hätten. Daraufhin habe sie die Klinik sofort verlassen und mit Klagen gedroht. Seine Kindheit habe er nur mit totaler Anpassung und Unterordnung überstehen können. Die Mutter gab ihm die Schuld daran, dass ihr Leben zerstört sei, sie habe die frühe Schwangerschaft nicht gewollt. Jetzt habe er zunehmend Fluchtgedanken, je weiter weg, desto besser; er suche nach einem Ort, wo es menschlich zugehe, die Welt und die Natur noch intakt seien und er Geld verdienen könne für seine Familie.

Seine Frau versteht seine Sorgen, fragt sich aber, ob er seine Horrorszenarien nicht an jeden Ort der Welt mitnehmen würde. Sie glaube an das Gute in ihm, er sei ein lebendiger und kreativer Mann und werde bestimmt ein guter Vater sein. Ihr eigener Vater sei suchtkrank gewesen und früh gestorben. Auch sie war Kind einer alleinerziehenden Mutter, aber die sei toll gewesen und werde bestimmt eine gute Oma. Ihr Vater war schon sehr alt bei ihrer Geburt und hatte viele Kriegsverletzungen. Er hatte Anfälle von Jähzorn und starke Aggressionen, dann haben sich Mutter und Tochter eingeschlossen, bis es vorbei war. Ja, wahrscheinlich hat er seine Kriegstraumata mit Alkohol bekämpft, um nichts mehr zu fühlen. Ihr späterer Stiefvater war ebenfalls Alkoholiker.

Beide haben in der eigenen Kindheit keinen sorgenden, liebevollen Vater kennengelernt, und meine väterlichen Gefühle für beide stimmen mit ihren Wünschen nach einem guten, verstehenden Vater überein. Ich frage sie, ob sie schon einmal gedacht hätten, dass sie beide Kinder psychisch kranker Eltern wären und damit kaum gute Vorbilder für ihre anstehende Familiengründung hätten? Der Gedanke ist für sie irgendwie bedrohlich und entlastend zugleich.

Seine körperlichen Reaktionen auf die Themen der Paartherapie sind stark: »Ich war todmüde nach der letzten Sitzung, mir war immer wieder schlecht und mir tat alles weh.« Zuletzt sei es ihm in der Kindheit so schlecht gegangen. Bei seiner Frau ist es anders: Sie fühle sich nach jeder Sitzung besser, endlich würde mal alles angesprochen. Seine Ängste werden stärker, je näher die Geburt rückt. Er fürchtet, dass sie ihn überwältigen, wenn das Kind geboren ist, und nicht weniger werden oder gar verschwinden. Er spürt eine unglaubliche Wut auf seine Familie und die Egoismen der Welt, aber noch keine Trauer über seine eigene Kindheit. Sie reagiert gestresst und weiß nicht, wie sie seine Zwangsgedanken stoppen kann.

Ja, Schuldgefühle seien etwas sehr Vertrautes für ihn. Ich frage ihn, ob seine Selbstvorwürfe vielleicht auch eine Art Selbstbestrafung seien. Ja, dann habe er weniger Schuldgefühle. Ein *good enough father* zu sein, sei nur eine Beruhigungspille, er brauche die Selbstvorwürfe, um seine Schuldgefühle weniger zu spüren.

Wir sprechen über seine kreativen Seiten als Musiker, wie er es geschafft hat, trotz dieser Eltern ein sensibler Mann zu werden. Seine Mutter sei immer weicher und lebendiger geworden, wenn sie Musik hörte, dann tanzte sie mit den Kindern in der Küche, deshalb sei er vielleicht Musiker geworden. Und mit seinem Vater habe er handwerklich gearbeitet, heute würde er alles allein am Haus reparieren. Wenn er solche positiven Gefühle zulässt, empfindet er weniger Schuldgefühle und Druck zum Perfektionismus.

Kleine Veränderungen machen Hoffnung. Als er noch seine Mutter im Pflegeheim besuchte, habe er immer eine bestimmte Buslinie genommen. Seit einigen Monaten habe er sie nicht mehr besucht und immer Herzklopfen und Schuldgefühle bekommen, wenn er den Bus sah. Jetzt habe er in der letzten Woche den Bus gesehen und er sei ruhig geblieben, das habe ihn erstaunt. Anscheinend kann er sich langsam selbst regulieren und fühlt sich seinen Ängsten nicht mehr so ausgeliefert.

Das Paar hat sich vor fünf Jahren bei einem Aushilfsjob kennengelernt. Sie fand ihn lustig, spannend und mysteriös. Auf meine Frage, mit wem er am meisten Ähnlichkeit habe, antwortet sie: mit mir selbst. Für ihn war sie wahnsinnig attraktiv, selbstständig, gut gelaunt, selbstlos. Sie sei alles, was er nicht sei, und gebe ihm Stabilität.

Beide sind Kinder einer alleinerziehenden Mutter und eines psychisch kranken Elternteils. Während seine Mutter Anpassung und Unterordnung verlangte, war ihre Mutter behütend und zugewandt. Sein Vater hat ihn nicht beschützt, und ihr Vater war bedrohlich. So haben beide das Gefühl der tiefen Vertrautheit, weil sie das eigene Lebensthema im anderen erkennen und gegenseitig als Lösung der eigenen Probleme erscheinen: Sie ist für ihn die gute Mutter und er für sie der Mann, der ein überaus sorgender Vater sein will. Sie haben den Mut aufgebracht, diesen Glücksfall mit einem gemeinsamen Kind zu bestätigen, aber die schweren Gefühle der Vergangenheit haben sie schon vor der Geburt des Kindes heimgesucht.

Abschließend haben wir den Alltag mit dem Kind in sechs und zwölf Monaten besprochen und einen Blick in ihren Kokon mit dem Baby gewagt. Sie freuten sich, dass dabei keine Ängste auftauchten. Aber die Weltlage blieb für ihn bedrohlich und kein guter Ort für Kinder.

Ich habe das Paar siebenmal gesehen, der Zeitdruck durch die nahende Geburt war groß. Die Schwangerschaft hat alte Ängste ihrer eigenen Kindheit aktualisiert. Sie haben erkannt, dass die Aggressionen ihrer Eltern ein Ausdruck ihrer Krankheiten waren. So entstand eine verspätete Aufarbeitung ihrer kindlichen Gefühle von

Hilflosigkeit, Wut und Trauer, allerdings symbolisch und verschoben. Aus der verletzenden Vergangenheit wurde eine bedrohliche Zukunft, aus einer aggressiven Herkunftsfamilie eine unerträgliche Weltlage. Je mehr insbesondere Herr A. seine Gefühle zulassen, ansprechen und reflektieren konnte, desto ruhiger wurde er. Aber er bestand weiterhin auf seiner persönlichen Schuld. Vielleicht wollte er mit diesen Selbstvorwürfen nachträglich den Eltern recht geben, um sich das innere Bild eines Kindes guter Eltern zu bewahren? Dieser seelische Umgang mit Schuldgefühlen und Selbstvorwürfen erinnerte mich immer wieder an Franz Kafka.

Wolfgang Hantel-Quitmann

… bei Beschwerden aller Art

Wenn das Herz stolpert

Körperliche Beschwerden haben körperliche Ursachen. Bislang hatte der Zweiundfünfzigjährige keinen Grund, daran zu zweifeln. Nun aber macht sein Arzt die Psyche für seine Herzprobleme verantwortlich.

Der zweiundfünfzigjährige Richard spürt einen schmerzhaften Druck auf der Brust und hat das Gefühl, dass sein Herz »stolpert«. Als medizinische Untersuchungen eine organische Ursache ausschließen und der Arzt ihm erklärt, das sei »alles nur psychisch«, ist er sehr verärgert. Er kommt mit der Frage in meine Sprechstunde, wie denn die Psyche Körperbeschwerden hervorrufen könne.

Richard erzählt mir seine Lebens- und Leidensgeschichte. Ich erfahre, dass sein Vater aus der Kriegsgefangenschaft mit einem Nervenleiden zurückkehrte und von der Familie Schonung verlangte. Seine Mutter bedauerte, ihren erlernten Beruf als Lehrerin wegen der Betreuung der drei Kinder nicht mehr ausüben zu können. Ihre Verbitterung kam in einem unzugänglichen, mürrischen Wesen zum Ausdruck. Richard berichtet, ein braves Kind gewesen zu sein, das die an ihn gestellten Anforderungen stets erfüllte. In der Schule galt er als fleißiger, intelligenter Schüler, unter Gleichaltrigen war er rücksichtsvoll und angepasst. Eigene Wünsche äußerte er selten.

Er studierte Elektrotechnik, ein Fach, das seiner an Sachlichkeit orientierten Lebenseinstellung entsprach. In seinem Beruf ist er sehr erfolgreich. Seine Ehe mit einer Architektin schildert er als harmonisch. Gefühle spielen bei beiden eine eher untergeordnete Rolle. Wichtig sei ihnen ein geregelter Alltag, in dem sie sich aufeinander verlassen können.

Wegen einer internen Umstrukturierung in seiner Firma steht ihm die Versetzung in eine andere Abteilung bevor. Obwohl Richard weiß, dass er die an ihn gestellten Anforderungen erfüllen wird, gelingt es ihm nicht, die starke Erregung und die Unruhe zu besänftigen, die sich unweigerlich immer wieder einstellen, wenn er an seine Versetzung denkt. Er kann sich das nicht erklären.

Ich beginne, Richards Persönlichkeit und die Entstehung der Herzbeschwerden zu verstehen. In seinem Elternhaus konnte er nur wenig bedürfnisbefriedigende Erfahrungen machen. Seine Gefühle und seine Wünsche fanden in dem gefühlskalten Elternhaus kaum Beachtung. Bestätigung gab es lediglich für Anpassungsleistungen, etwa gute Noten in der Schule. Um Enttäuschungen vorzubeugen, lernte Richard frühzeitig, Gefühle auszublenden und sich auf äußere Erfolge zu konzentrieren. Aber der Verzicht auf die Wahrnehmung von Gefühlen und die Befriedigung eigener Wünsche geht mit einer verstärkten inneren Unruhe einher: mit einem Übermaß negativer Gedanken, mit Bedrohungsgefühlen sowie diffuser Angst und dem Gefühl, wenig bewirken zu können.

Zusätzlich haben die lebensgeschichtlichen Erfahrungen eine mit der Persönlichkeitsstruktur korrespondierende neuronale Struktur hervorgebracht: eine leicht erregbare Gefühlszentrale (Amygdala), die in jeder Veränderung eine Gefahr wittert, sowie Einschränkungen in den Bereichen des Gehirns, die für den Stressabbau zuständig sind. Diese neuronale Struktur ist aber nicht besonders gut geeignet, mit neuen, insbesondere belastenden Situationen

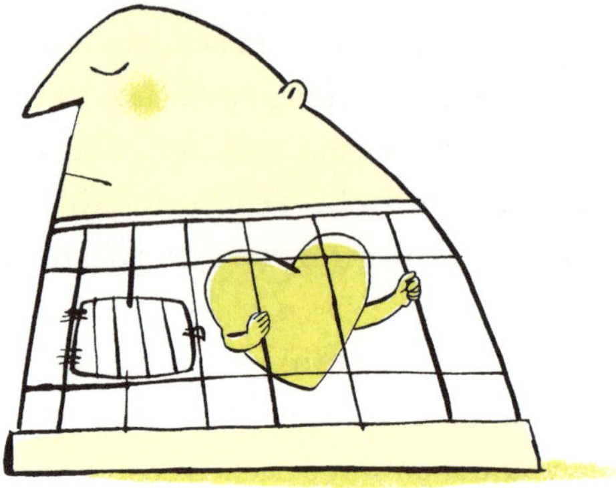

umzugehen, sodass selbst harmlose Ereignisse wie die Versetzung in eine andere Abteilung das labile emotionale Gleichgewicht gefährden können.

Was Richard erlebt, ist ein schwer aushaltbares diffuses Unbehagen, das in keinem Verhältnis zu der zu bewältigenden Aufgabe steht. Er hat Angst, den neuen beruflichen Anforderungen nicht gewachsen zu sein, ohne sich dieser Angst stellen zu wollen. Seine hochsensibilisierte Amygdala reagiert aber auch auf diese abgewehrte Angst und initiiert Reaktionen des autonomen Nervensystems: Dies führt zu starker Anspannung der Muskulatur, was als unangenehmes Druckgefühl in der Brust wahrgenommen wird, und lässt Herzmuskelzellen sich spontan entladen, was Richard als »stolpern« erlebt.

Nachdem Richard diesen Zusammenhang verstanden hat, will er lernen, seine Gefühle besser wahrzunehmen. Ich bitte ihn, sich auf die Situation zu konzentrieren, in der die Herzbeschwerden erstmals auftraten. Er erinnert sich, dass die Hitze des Tages ihm zu schaffen machte und er sich mit einem schwierigen Arbeitsproblem beschäftigen musste. Viel wichtiger und gänzlich überraschend für ihn fällt ihm dann noch ein, dass der Schmerz und das Herzstolpern mit einem Gefühl von Befreiung einhergingen. Die Herzbeschwerden boten ja eine Erklärung für seine anhaltende extreme Unruhe und sein diffuses Unbehagen.

Richard fällt auf, dass er dieses Unbehagen und eine starke innere Erregung in verschiedenen Situationen spürt, ohne sich dies erklären zu können. Darum bitte ich ihn, sich auf dieses Gefühl zu konzentrieren und abzuwarten, ob konkrete Situationen aus anderen Lebenszusammenhängen auftauchen. Eine Kindheitsszene fällt ihm ein, in der er sich von der Mutter abwendet, obwohl er sie gern umarmt hätte; ein zufälliges Treffen mit einem Arbeitskollegen, in dem er sich sehr reserviert verhält. Er erkennt, auch in diesen Situationen seine Gefühle und Wünsche auszublenden, um möglichen Enttäuschungen vorzubeugen.

Um den Zusammenhang von Gedanken, Gefühlen und Körperwahrnehmung besser wahrzunehmen, bekommt Richard die Aufgabe, seinen Körper genau zu beobachten. Er stellt fest, dass angstvolle, unangenehme Stimmungen mit negativen Körperwahrnehmungen wie Muskelanspannungen oder vermehrtem Herzklopfen einhergehen, während Freude zu einem angenehmen Gefühl der Weite im Brustbereich führt. Er lernt auch, mithilfe wohltuender Körperübungen, etwa einer gezielten Entspannung der Muskulatur, gute Gefühle hervorzurufen.

Richard weiß nun: Unterdrückte Gefühle können krank machen. Deshalb will er in Zukunft seinen Ängsten und Befürchtungen möglichst nicht mehr aus dem Weg gehen.

Gabriele Eßing

Die Migräne – ein sicherer Ort?

Die Klientin leidet unter schlimmen Kopfschmerzen. Tabletten helfen kaum noch. In der Psychotherapie lernt sie: Es gibt gute Gründe für ihre Migräne.

Die Patientin ist eine zierliche Person, sportlich gekleidet, mit einem festen Händedruck. Sie wirkt kontaktbereit, fröhlich, aufgeschlossen, weder bedrückt noch ängstlich. Auf dem kurzen Weg vom Wartebereich in den Behandlungsraum überlege ich, was ihr Problem sein mag. Was führt sie in eine psychotherapeutische Praxis?

Ihr erster Satz klärt mich auf: »Mein Leben wäre perfekt – wenn ich nicht diese schreckliche Migräne hätte. Als ob mir ein glühender Nagel in den Kopf geschlagen wird. Meine Neurologin schickt mich, weil ich inzwischen jede Woche einen Anfall habe und die Tabletten nicht mehr so gut wirken wie in den ersten Jahren.«

Psychosomatische Symptome haben etwas Unergründliches. Genau gesehen sind alle Symptome schwer zu ergründen, und unser Wissen über ihr Kommen und Gehen bleibt wohl immer provisorisch. Aber psychosomatische Symptome sind unergründlicher als alle anderen. Dazu kommt, dass die Motivation zu einer Psychotherapie bei solchen Symptomen gering ist im Vergleich zu Ängsten, Zwängen oder Depressionen. Denn Schmerz lässt sich mit Tabletten oft sehr schnell lindern, während psychotherapeutische Gespräche, wenn überhaupt, nur sehr langsam eine neue Einstellung oder eine veränderte Lebensführung bewirken.

Diese Patientin jedoch hat keine Einwände, als ich ihr eine tiefenpsychologisch fundierte Behandlung vorschlage. Sie arbeitet gut mit und klagt nicht mehr über ihre Kopfschmerzen.

Bald tritt die Beziehung zu ihrer Mutter in den Fokus unserer Gespräche. Sie ist die jüngste Tochter. Den älteren Geschwistern schien es gelungen zu sein, sich von den Ansprüchen der Mutter zu lösen. Die Klientin aber wird täglich von ihrer Mutter angerufen, die dann über den Vater klagt, der sie wegen einer anderen Frau verlassen hat. Und auch die beiden älteren Brüder, die angeblich von ihren Ehefrauen gegen die Mutter aufgehetzt werden, sind ständiges Thema.

Nach einer Weile gesteht die Patientin, dass die Kopfschmerzen nicht besser, sondern schlimmer geworden sind, seit sie in die Therapie komme. Ich bin schockiert – warum hat sie mir davon nichts gesagt? »Weil ich selbst schuld bin«, meint sie. »Ich wollte Sie nicht damit belasten!« Sie könne sich eben nicht wehren, sie lasse sich zu viel gefallen. »Ich sehe jetzt ein, dass es an mir liegt. Ich kann nicht zu mir stehen. Meine Brüder machen das einfach, die denken nicht weiter nach. Aber ich bringe es nicht über mich. Meine Mutter hat doch sonst niemanden. Ich will keine Beziehung mehr anfangen, das letzte Mal war meine Mama beleidigt und der Mann auch, das geht doch nicht!«

Die Patientin hat verstanden, woher ihre Spannung kommt: Sie war in eine Rolle hineingewachsen, über die die Psychoanalytikerin Alice Miller ein Buch veröffentlicht hat: *Das Drama des begabten Kindes*. An der einfühlenden, gewissenhaften Sylvia war die Aufgabe hängen geblieben, das seelische Gleichgewicht der Mutter zu festigen. Ich frage sie: »Weiß Ihre Mutter überhaupt, wie es Ihnen geht? Weiß sie, dass Sie in Psychotherapie sind?« »Um Gottes willen!«, erschrickt die Klientin. »Meine Mutter würde zusammenbrechen. Damit sage ich ihr doch, dass sie alles falsch gemacht hat!« Ich wende ein: »Versetzen Sie sich in die Lage Ihrer Mutter. Wäre es Ihr wirklich lieber, das alles nicht zu erfahren?« Sie denkt nach. »Eigentlich nicht. Sie kann sich ja ihren eigenen Reim machen. Ich tue ja nichts Böses, wenn ich zu Ihnen komme!«

Ich spreche jetzt auch noch ihre Versuche an, die Verschlechterung der Migräne vor mir zu verbergen. Der Klientin wird immer klarer, dass die Schmerzen sozusagen ihre Burg, ihr sicherer Ort sind. Sobald es ihr gut geht, denkt sie an andere, an ihre Aufgaben und verliert sich selbst aus dem Blick. Aber in den extremen Schmerzzuständen, wenn es in ihrem Kopf tobt und jede Bewegung Übelkeit verursacht, ist ihr endlich alles egal, dann kümmert sie sich nur noch um sich selbst, fühlt sich für nichts und niemanden verantwortlich.

Sie ist erstaunt, als sie das herausfindet. Und nach einer besonders schlimmen Woche schildert sie endlich ihr Befinden ihrer Mutter, spricht von ihrer Therapie und sagt unter Tränen, wie wahnsinnig schwer es sei, herauszufinden, was sie selbst wolle, weil sie immer für andere da sein muss.

Die Mutter reagiert ganz anders, als Sylvia es erwartet hat. Sie ist neugierig, sie will wissen, was in der Therapie besprochen wird, wie solche Gespräche überhaupt aussehen. Und zeigt sich einsichtig: »Du musst es mir sagen, wenn du mir nicht mehr zuhören magst.« »Ist es dir recht, wenn wir eine Weile nur am Wochenende telefonieren?«, fragt daraufhin die Tochter. »Aber sicher«, antwortet die Mutter. »Wenn du dich nicht zu allein fühlst am Abend, deshalb rufe ich doch an!«

Die Patientin erkennt: »Ich habe gedacht, ich muss die Mama anrufen, weil sie so allein ist. Sie hat gedacht, sie muss sich um mich kümmern, weil ich keinen Freund habe. Das ist doch verrückt!« Ich atme auf. Humor ist immer ein gutes Zeichen; er hilft, Kränkungen zu verarbeiten und Kompromisse zu finden. In der Folge gehen die Migräneanfälle deutlich zurück. »Meine Migräne ist nicht mehr mein Feind«, sagt sie irgendwann. »Ich habe die Attacken immer noch, auch wenn sie seltener geworden sind. Aber ich verstehe jetzt oft, was passiert ist. Die Migräne packt mich am Schopf, wenn ich wieder einmal nicht nachgedacht habe, ob ich etwas wirklich will.«

Wolfgang Schmidbauer

Das Frühwarnsystem

Nach ihrer dritten psychotischen Krise fürchtet eine Architektin, nun lebenslang auf Psychopharmaka angewiesen zu sein. Mit ihrem Psychotherapeuten macht sie sich auf die Suche nach Strategien, um sich vor weiteren Psychosen zu schützen.

Frau J. schickt mir, schon einige Zeit bevor sie mit der Therapie beginnen möchte, eine Mail und schreibt, sie sei gerade wegen einer Psychose in einer psychiatrischen Tagesklinik in Behandlung, und fragt nach einem Therapieplatz für in etwa acht Wochen. Wir vereinbaren schon mal einen Ersttermin zum Kennenlernen, der stattfindet, während sie noch in der Klinik ist.

Als wir zusammensitzen, erzählt sie mir, sie habe nun schon das dritte Mal eine psychotische Krise erlitten, sie habe Stimmen gehört, die ihr Aufträge erteilt hätten, habe ihren Vater für den Teufel gehalten und nicht mehr schlafen können. Sie sei schließlich nächtelang panisch durch die Stadt gelaufen, sei irgendwann von der Polizei aufgegriffen und so schließlich gegen ihren Willen in die Klinik gebracht worden. Nach fast acht Wochen auf einer psychiatrischen Akutstation sei sie nun seit zwei Wochen in der Tagesklinik. Auch die zwei vorhergehenden Krisen seien ähnlich verlaufen, eine vor zwei Jahren und die erste vor jetzt schon elf, da sei sie erst sechsundzwanzig gewesen. Bisher habe sie immer gedacht, sie werde krisenfrei bleiben, aber nun sei es ja zweimal hintereinander wieder passiert.

In der Klinik habe sie viel über ihre Krankheit gelernt und auch über die Behandlung mit Medikamenten. Nach drei Krisen empfehle man ihr, die Medikamente mehrere Jahre weiter einzunehmen. Sie wolle jetzt lernen, was sie zusätzlich selbst tun könne, um sich vor Krisen zu schützen, sie wolle auf keinen Fall lebenslang auf Medikamente angewiesen sein. Ich sage ihr, dass ich ihre Motivation sehr schätze und es nach meiner Erfahrung durchaus eigene Einflussmöglichkeiten gebe, ich ihr aber eine Medikamentenfreiheit nicht versprechen könne.

Als sie sechs Wochen später zum zweiten Termin kommt, ist sie hoch motiviert. Wir beginnen damit, die bisherigen Krisen zu reflektieren und Krankheitsvorboten zu suchen. Wenn sie diese erkennt und angemessen darauf reagiert, kann sie sich vor erneuten psychotischen Episoden schützen. Und tatsächlich finden wir solche Frühwarnzeichen: Frau J. schlief im Vorfeld einer Krise ausgesprochen schlecht, wurde sehr nervös und misstrauisch gegenüber ihren Arbeitskollegen. Während der Therapie kommt es auch zu einer Phase, in der sie innerlich extrem unruhig wird und befürchtet, dass ihre Kollegen ständig hinter ihrem Rücken über sie reden. Nach Eintritt dieses Zustands befürchtet Frau J., dass ich sie gleich in die Klinik weiterschicke. Doch genau das wollte sie ja nicht. Wir entscheiden gemeinsam, dass ein Klinikaufenthalt noch nicht notwendig ist, sondern es zunächst ausreicht, wenn sie krankgeschrieben wird und ein Schlafmittel nimmt, damit sie möglichst schnell wieder besser schläft. Frau J. gelingt es damit, langsam aus diesem vorpsychotischen Zustand herauszufinden.

Wir betrachten weiter ihre bisherigen Krisen und schauen nach Mustern, die sich wiederholen. Es waren vor allem Situationen besonderer Belastung, die diesen Zeiten vorausgingen: Stress am Arbeitsplatz, eine geplatzte Beziehung, die Krebsdiagnose ihres Vaters. Wir suchen nun nach Strategien, die sie anwenden kann, um mit Belastungen besser umzugehen. Sie entscheidet sich, regelmäßig Entspannungsübungen zu praktizieren, und wir arbeiten an ihrer Schlafhygiene, damit sie zukünftig besser schläft.

Frau J. arbeitet in Vollzeit als Architektin. Sie kommt oft spät aus dem Büro nach Hause und schaut sich dann am Abend auf dem Sofa noch mal ihre Zeichnungen und ihre To-do-Listen für den nächsten Tag an. »Nach achtzehn Uhr keine Arbeit mehr!« ist ein Ergebnis unserer Suche nach Schutzstrategien, die auch tatsächlich funktioniert.

Wir schauen uns auch an, wie gut ihre Belastungsfähigkeit grundsätzlich ist, und stellen dabei fest, dass sie sich öfter mal »am Limit« befindet. Ich frage Frau J., wie wichtig es ihr ist, nicht wieder krank zu werden. Sie sagt, das sei mit das Wichtigste in ihrem Leben. Ich schildere ihr, dass sie zwar lernen kann, Vorzeichen zu erkennen und angemessen darauf zu reagieren, dass ihre Belastbarkeit aber möglicherweise reduziert ist und sie in Stresssituationen auch zukünftig wieder an den Rand einer Psychose geraten könnte. Daher muss ich ihr empfehlen, sich mit der Frage zu beschäftigen, ob sie ihre Arbeitsbelastung generell reduzieren möchte. Ein solches Thema ist in der Therapie immer eine schwierige Phase, denn natürlich wollen wir alle leistungsfähig sein und nicht schwach erscheinen. Doch wenn man dadurch seine Gesundheit gefährdet, ist der Preis verdammt hoch.

Wir lassen uns mehrere Termine Zeit für dieses Thema. Anfangs lehnt Frau J. eine Teilzeittätigkeit rundweg ab. Dann sprechen wir über ihre Versagensgefühle, die damit verbunden sind, und auch über ihre Sorge, ein Teilzeitjob könne der erste Schritt in eine mögliche Frühberentung sein. Nachdem wir uns mit diesen Gefühlen beschäftigt haben, wird sie offener für die Möglichkeit einer Teilzeittätigkeit, und schließlich entscheidet sie sich, ihre Arbeit auf achtzig Prozent zu reduzieren. Nach einer halbjährigen Erprobung kommt sie in die Therapie und erzählt, wie gut diese Arbeitsreduktion für sie sei, sie fühle sich irgendwie viel stärker und sie sei auch zufriedener.

Aber Frau J. belastet noch etwas anderes: Sie berichtet von ihren Erfahrungen während ihrer psychotischen Krisen und während der Behandlung. Dabei schildert sie, dass sie manchmal Albträume habe, sie sei dann wieder in der Klinik und werde ans Bett gefesselt. Schweißgebadet wache sie auf. Frau J. hat solche Fixierungen während ihrer stationären Behandlung tatsächlich zweimal erlebt. Die Klinik ist für sie dadurch mit negativen Erinnerungen verbunden, und natürlich hat sie Angst, dass sich eine solche Zwangsmaßnahme wiederholen könnte. Da ein erneuter Aufenthalt in der Klinik ja nicht auszuschließen ist, versuchen wir, Frau J.s Angst vor der Einrichtung zu reduzieren.

Dazu hat sie eine eigene Idee, mit der sie ins nächste Therapiegespräch kommt: Sie möchte nochmals auf die Station gehen und mit den dortigen Behandlern sprechen, ihnen ihre Sicht schildern und besser verstehen, wie es zu den Fixierungen kam. Ich unterstütze diese Idee sehr, und Frau J. setzt sie tatsächlich um. In der Therapiestunde nach dem Klinikbesuch erzählt sie, es habe sie wirklich große Überwindung gekostet, aber die Mitarbeiterinnen und Mitarbeiter hätten sich viel Zeit für sie genommen. Sie habe gemerkt, dass alle ihre Arbeit gut machen wollten und die Pflegerinnen und Pfleger sowie die Ärztinnen und Ärzte auch darunter leiden, Fixierungen als letztes Mittel wählen zu müssen.

Darüber hinaus belastet Frau J. auch ihre psychotische Idee, dass ihr Vater der Teufel sei und die Nachbarn vergiften wolle. Sie habe in der Krise sogar Anzeige gegen ihn erstattet. Als es ihr besser ging, ist die Familie einfach wieder zur Tagesordnung übergegangen. Über das, was in der Krise passiert war, verlor niemand mehr ein Wort. Frau J. schämt sich abgrundtief für ihre verwirrten Gedanken und vermied deshalb sogar über Monate den Kontakt zu ihren Eltern. Wir sprechen darüber, wie belastend dieses Gefühl der Scham im Kontakt mit ihren Eltern weiterhin ist. Und auch diesmal trifft sie wieder eine mutige Entscheidung: mit ihren Eltern über die damaligen Erlebnisse zu sprechen und ihnen zu erklären, welche abstrusen Gedanken zu der Anzeige geführt hatten.

Andreas Knuf

Der Wald verlangt keine Gegenleistung

Eine Klientin wird von Ängsten und Schuldgefühlen geplagt. Die Therapeutin verlässt die Praxis – und geht mit ihr in den Wald.

In meiner Praxis dürfen Klientinnen und Klienten zu Beginn einer jeden Stunde wählen, ob sie die Sitzung lieber im Raum oder in der Natur verbringen möchten. Ich beziehe Naturerfahrungen in die Psychotherapie mit ein, weil Menschen draußen in Kontakt mit dem Lebendigen kommen – und somit auch mit den lebendigen und gesunden Anteilen in sich selbst.

Auf einem dieser therapeutischen Spaziergänge klagte meine Klientin Frau B.: »Wegen mir und meiner Angststörung muss mein Mann jetzt auch noch auf einen Asienurlaub verzichten. Ich habe ein schlechtes Gewissen, weil er so gern geflogen wäre und es nur mir zuliebe bleiben lässt. Ich will ihn doch nicht so einschränken!« Ich fragte sie, ob ihr Mann wirklich verzichten *müsse* oder ob er sich aus freien Stücken dafür entschieden habe. »Er sagt, dass seine Entscheidung für ihn in Ordnung ist, aber das glaube ich ihm nicht. Mir wäre es lieber, wenn er es nicht nur mir zuliebe machen würde, sondern aus eigener Motivation.« »Und könnte die eigene Motivation nicht auch sein, dass er mit Ihnen gemeinsam so verreisen will, dass beide sich wohlfühlen?« Die Klientin überlegte kurz. »Ich kann es ganz schlecht annehmen, wenn Leute mir einen Gefallen tun wollen. Ich denke dann immer, dass ich den Aufwand nicht wert bin und die anderen mich überschätzen.«

Bei einer genaueren Erkundung dieses Phänomens erinnerte sich Frau B. daran, dass es in ihrer Herkunftsfamilie üblich war, für jeden Gefallen eine Gegenleistung zu erbringen. Eine Tante habe sogar explizit Gegenleistungen für Geschenke eingefordert – was die Klientin in ihrer Jugend dazu bewogen hatte, auf die Geschenke dieser Tante zu verzichten. Heute kümmert sich Frau B. viel um andere, ihr selbst falle es aber schwer, Geschenke, Gefälligkeiten oder Komplimente anzunehmen.

Von ihrer Biografie wusste ich, dass die Klientin in ihrer Kindheit gravierende Mängel erlitten hatte: großen materiellen Mangel, Mangel an Liebe, Geborgenheit und Sicherheit. Als ob sie diesen unterversorgten Zustand weiter aufrechterhalten wollte, versagte sie sich jetzt als Erwachsene unbewusst die Geschenke, die ihr ein neues Lebensgefühl der Fülle bescheren könnten. Mir fiel auf, dass sie auch auf dem Spaziergang schon an vielen Geschenken achtlos vorbeigegangen war. Während Frau B. ganz von ihren Problemen eingenommen schien, hatte ich schöne Lichtstimmungen wahrgenommen, den würzigen Duft der Herbstblätter, das samtgrüne Moos unter den Fichten und vieles mehr. Also schlug ich vor: »Wie wäre es, wenn Sie mal versuchen würden, sich von der Natur beschenken zu lassen? Der Wald hat viel zu geben und verlangt auf keinen Fall eine Gegenleistung. Sie könnten einfach in einer empfangsbereiten Haltung losgehen und mal schauen, was auf Sie zukommt.« Die Klientin willigte ein und machte sich neugierig auf den Weg.

Ich folgte ihr in großem Abstand, damit sie sich unbeobachtet fühlen und leichter ihren Impulsen folgen konnte. Aus der Ferne

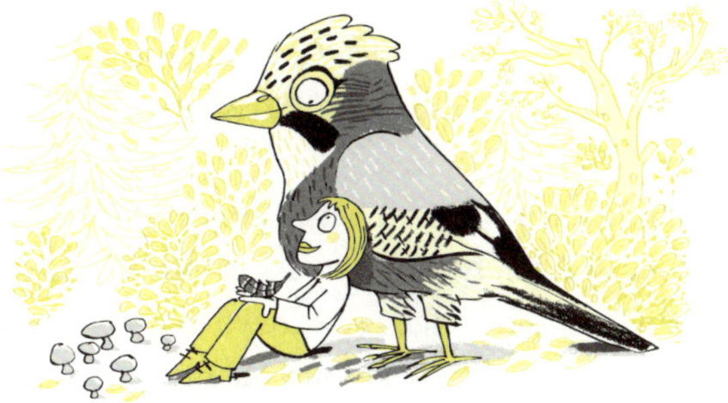

sah ich sie quer durch den Wald streifen, hin und wieder stehen bleiben und sich manchmal nach irgendetwas bücken. Schließlich traf ich sie am Waldrand wieder. Frau B. berichtete lächelnd von den Geschenken, die sie von der Natur erhalten hatte: innere Ruhe, schöne Lichtspiele, einen reifen Apfel und die kleine blaue Feder eines Eichelhähers. Ich fragte, wie sie sich angesichts dieser Gaben fühle. »Ich fühle mich als etwas Besonderes. Wie eine Königin.« Erst da fiel mir auf, dass der Tonfall ihrer Erzählung tatsächlich etwas Majestätisches hatte. Als ob sie es für selbstverständlich hielte, so reich beschenkt zu werden.

Für einen kurzen Augenblick konnte sie die neue Erfahrung zulassen, ohne sich schuldig und unwert zu fühlen. Doch dann begrenzte sie sich schnell wieder: »Ich will aber nicht zu egoistisch werden.«

Die Sitzung wirkte offenbar gut nach. Beim nächsten Treffen berichtete sie, dass sie die Augen für weitere Geschenke offen gehalten habe. Ganz entgegen ihrer Gewohnheit habe sie positives Feedback ihrer Kolleginnen annehmen können, ohne bei sich zu denken: »Wenn die wüssten, wie ich wirklich bin!« Die Stimme dieses »inneren Saboteurs« habe sie gut in die Schranken verweisen können. Auch ihr Mann unterstütze ihr »Königinnengefühl« und mache ihr kleine Geschenke. Bei der Öffnung für dieses Thema stoße sie bei sich aber auch auf starke negative Überzeugungen wie etwa »Das darf man nicht« oder »Wer so egoistisch ist, der wird von allen verlassen«.

Überrascht war ich, als Frau B. beiläufig erwähnte, dass sie aufgehört habe, jeden Abend Wein zu trinken. Aktuell falle es ihr ganz leicht, gar keinen Alkohol mehr zu trinken. Ich stellte eine vorsichtige Vermutung an: »Vielleicht können Sie Ihren Liebesmangel nun anderweitig auffüllen, sodass die Betäubung und orale Befriedigung durch den Alkohol nicht mehr nötig ist?«

Eine recht interessante Wendung in der nächsten Sitzung ergab sich daraus, dass Frau B. Informationen zum Eichelhäher recherchiert hatte. Sie berichtete, dass er als Sinnbild für Schutz gelte und sie sich nun durch die gefundene Feder noch reicher beschenkt fühle. Wir unterhielten uns kurz über die Lebensweise des Eichelhähers, wobei ich einige biologische und mythologische Details beisteuerte. Schließlich gipfelte das Thema in der Frage, wie sie sich heute selbst Schutz geben könnte. Die Öffnung für die Geschenke der Natur war ein wichtiger Meilenstein auf dem Weg zu mehr Selbstliebe und Heilung für sie geworden.

Sandra Knümann

Und statt aber

Frau S. hat unerträgliche Zahnschmerzen – und noch größere Angst vor dem Zahnarzt. Wie gelingt es dem Therapeuten, ihr zu helfen, wenn schlicht keine Zeit ist für eine langsame Annäherung an die gefürchtete Situation?

Würde Frau S. den Mund aufmachen? Das war die entscheidende Frage. Wenn sie den Mund aufmachen würde, dann könnte alles gut werden. Tat sie es nicht, gab es in der Behandlung kein Fortkommen, dann war ihr nicht zu helfen. Und sie brauchte doch Hilfe.

Als ich noch in meiner Ausbildung war, hörte ich einmal den Vortrag eines renommierten Kollegen an, der von einer Therapie berichtete, in der über viele Sitzungen hinweg kein einziges Wort gefallen war. Patient und Therapeut hatten sich fünfzig Minuten lang angeschwiegen. Ich kann mich noch an meine damaligen Gedanken erinnern: Würde ich die Geduld für ein solches Vorgehen aufbringen? Und war das wirklich hilfreich für die Patientinnen und Patienten?

Und jetzt saß Frau S. vor mir und ihr Mund war ein schmaler Strich aus fest zusammengekniffenen Lippen. Sie zeigte nicht das geringste Anzeichen einer Bereitschaft, daran etwas zu ändern. Allerdings befanden wir uns nicht im Therapieraum meiner Praxis, sondern im Behandlungszimmer eines Zahnarztes. Frau S. war seit vielen Jahren nicht beim Zahnarzt gewesen, ihr Gebiss war in einem desolaten Zustand, und sie hatte schier unerträgliche Zahnschmerzen. Frau S. musste den Mund aufmachen, damit der Zahnarzt seine Arbeit tun konnte, und meine Aufgabe war, sie darin zu unterstützen, sich trotz der Panik, die ihr jetzt ins Gesicht geschrieben stand, behandeln zu lassen.

In den Therapiesitzungen, die diesem gemeinsamen Zahnarztbesuch vorausgegangen waren, hatte Frau S. durchaus den Mund aufgemacht, auch wenn sie oft die Hand davorgehalten hatte, um das, was von ihren Zähnen übrig war, zu verbergen. Sie hatte den Mund aufgemacht und davon erzählt, wie sie ein Leben lang herumgeschubst worden war. Hatte von einem lieblosen Elternhaus erzählt, in dem viel Alkohol getrunken wurde, jeder irgendwie mit sich selbst beschäftigt war und die einzige Erziehungsmaxime lautete: Wer nicht hören will, muss fühlen. Niemand hatte ihr den Rücken gestärkt oder ihr Mut gemacht. So hatte sich eine enorme Lebensangst entwickelt. Sie hatte einfach Angst vor allem: vor Menschen, vor Leistungssituationen, vor Krankheit und Tod und davor, dass sie »das alles« nicht schaffen würde.

Dabei hatte sie durchaus einiges geschafft. Sie war intelligent, hatte trotz der mangelnden Unterstützung durch ihr Elternhaus Abitur gemacht und ein Studium begonnen. Dann hatte sie sich in eine Ehe geflüchtet, und die Schubserei hatte wieder begonnen. Ihren Ehemann musste sie genauso bedienen wie zuvor ihre Eltern, fünf Kinder brachte sie zur Welt – da blieb weder Zeit noch Kraft für die Abschlussarbeit. Zwar war sie noch an der Universität eingeschrieben und hielt den Kontakt zu ihrer Professorin, allerdings kam sie kaum vorwärts.

Wir hatten eine Reihe von Therapiezielen formuliert und eine Langzeittherapie beantragt. Frau S. wollte selbstbewusster werden, mutiger. Sie wollte noch einmal einen Anlauf machen, ihre Abschlussarbeit fertigzustellen, und dazu von ihrem Mann Hilfe im Haushalt und bei der Betreuung der Kinder einfordern. Sie wollte auch lernen, sich nicht in Panikzustände hineinzusteigern, deretwegen sie regelmäßig den Notarzt kommen ließ. »Wenn die Angst kommt«, sagte sie, »dann hilft nichts – dann würde ich mich am liebsten in ein künstliches Koma versetzen lassen.«

Auch die Angst vor Ärzten im Allgemeinen und vor Zahnärzten im Speziellen stand auf unserer Liste, aber eher auf einem der hinteren Plätze. Dann aber kamen die Zahnschmerzen, die sich kaum noch durch Schmerzmedikamente in Schach halten ließen. Andererseits war die Angst vor der Behandlung unermesslich groß. Die Patientin hatte Bilder eines zahnärztlichen Gemetzels im Kopf, das sie nicht überleben würde. Hätten wir genügend Zeit gehabt, hätten uns verschiedene Vorgehensweisen aus dem verhaltenstherapeutischen Repertoire zur Verfügung gestanden, die eine allmähliche Annäherung an die gefürchtete Situation ermöglicht hätten. Wir hätten mit Vorstellungen und Entspannung arbeiten können, mit positiven Selbstgesprächen, hätten versuchen können, die inneren Bilder zu entkatastrophisieren und vieles andere mehr. Aber wir hatten keine Zeit. Die Verzweiflung wuchs, und aus dem Wunsch der Patientin, in ein künstliches Koma versetzt zu werden, begann sich eine alarmierende Todessehnsucht zu entwickeln. Was tun? Da eine Behandlung unter Vollnarkose zu dem Zeitpunkt nicht infrage kam, musste eine psychologische Lösung her. Und zwar schnell!

Einer der Slogans der Akzeptanz- und Commitmenttherapie lautet: Gefühle sind keine Ursachen für Handeln. In Bezug auf die Angst bedeutet das beispielsweise, dass wir eine Situation nicht vermeiden, *weil* wir Angst vor ihr haben, sondern *weil wir nicht bereit sind*, die Angst zu spüren, die wir hätten, wenn wir uns in die Situation begeben würden. Eine sprachliche Umsetzung dieses Prinzips besteht in der Umwandlung von Aber-Sätzen in Und-Sätze. Aus: »Ich würde ja zum Zahnarzt gehen, *aber* ich habe solche Angst vor der Behandlung« wird beispielsweise: »Ich gehe zum Zahnarzt *und* ich habe Angst vor der Behandlung.«

Nachdem ich ihr auf ihre Bitte hin zugesagt hatte, sie zum Zahnarzt zu begleiten, vereinbarte sie einen Termin, und wir übten in der verbleibenden Zeit die »Und-statt-aber-Technik«. So suchten wir nach Erfahrungen aus ihrem früheren Leben, in denen sie verängstigt war und dennoch Dinge getan hatte, die ihr wichtig waren. Hatte sie beispielsweise Angst vor den Prüfungen gehabt? Ja, große Angst – weniger vor schlechten Noten als davor, sich lächerlich zu machen. *Und* war sie hingegangen? Ja, war sie.

Jetzt saßen wir beim Zahnarzt, sie auf dem Behandlungsstuhl, ich zwei Meter von ihr entfernt, und der Zahnarzt hatte bereits mit Engelszungen auf sie eingeredet, ihr das Instrument gezeigt, mit dessen Hilfe er ihren Mundraum untersuchen wollte, und hoch und heilig versprochen, nichts anderes zu tun, ohne es vorher mit ihr abzusprechen. »Ich sage es Ihnen noch einmal: Ich will nur erst mal schauen. Sie brauchen keine Angst zu haben.«

Würde Frau S. nun den Mund aufmachen? Ehrlich gesagt hatte ich einige Zweifel, ob sie trotz ihrer panischen Angst die Behandlung zulassen würde. Ich hatte Zweifel *und* dennoch war ich mitgegangen, um sie in dieser schwierigen Situation zu unterstützen.

Und nun saß sie da und ihr Mund war wie zubetoniert. Der Zahnarzt wusste nicht weiter und blickte Hilfe suchend zu mir herüber. Auch sie blickte mich mit großen Augen an. »Frau S.«, begann ich, »Sie haben gehört, dass Sie keine Angst zu haben brauchen.« Sie nickte. »Sie haben trotzdem Angst, oder?« Wieder nickte sie. »Können Sie Angst haben *und*« – natürlich sprach ich das Und mit allergrößtem Nachdruck – »jetzt den Mund öffnen, damit Ihr Zahnarzt mit der Untersuchung beginnen kann?«

Die nächsten fünf Sekunden zogen sich endlos in die Länge. Dann nickte Frau S. – und öffnete den Mund. Einen kleinen Moment brauchte der Zahnarzt, um sich zu vergegenwärtigen, was passiert war, dann nutzte er seine Chance und begann mit der Untersuchung.

Keineswegs war danach alles gut. Frau S. war unmittelbar nach dem Zahnarztbesuch zwar erleichtert und auch ein wenig stolz auf sich, brauchte aber noch viel Zeit und Unterstützung, um die Behandlung weiterzuführen und an ihren anderen Zielen zu arbeiten. Dennoch blieb ihr die gemeisterte Zahnarztsituation als anschauliches Beispiel dafür in Erinnerung, dass sie nur dann weiterkam, wenn sie bereit war, sich ihrer Angst zu stellen – und auch dafür, wie nützlich es sein kann, ein kleines Wort durch ein anderes zu ersetzen.

Matthias Wengenroth

»Ich fühle einfach nichts mehr«

Ein junger Klient leidet unter dem Gefühl, Zuschauer seines eigenen Lebens zu sein. Die Psychotherapeutin diagnostiziert eine Depersonalisationsstörung. Wie kann er lernen, seine eigenen Gefühle wieder wahrzunehmen?

Peter, ein zweiundzwanzigjähriger Verwaltungsangestellter, klagt: »Ich fühle einfach nichts, ich komme mir vor wie ein Zuschauer meines eigenen Lebens.« Als ich ihn bitte, mir sein Problem etwas genauer zu schildern, erfahre ich, dass er sich losgelöst von sich selbst und der Welt erlebt. »Ich stehe ständig neben mir, beobachte mich, als ob ich eine Figur in einem Film wäre. Zum Beispiel höre ich meine Stimme wie die eines anderen, obwohl ich genau weiß, dass ich es bin, der da spricht. Ich sehe mir zu, wie ich spreche, laufe, schreibe. Manchmal fasse ich mich selbst an, um mich zu vergewissern, dass ich wirklich existiere. Irgendwie ist ein Schleier zwischen mir und den anderen. In dem Zustand kann ich mich natürlich nicht konzentrieren. Und andere Menschen treffen möchte ich auch nicht. Ich habe Angst, dass man mir meinen Zustand anmerkt.«

Dieses Gefühl, neben sich zu stehen und die Welt wie durch einen Schleier zu betrachten, haben viele Menschen schon einmal selbst erlebt, etwa im Zusammenhang mit einem übermäßigen Alkoholkonsum, Schlafmangel oder anhaltender Erschöpfung. In solchen Situationen ist das Neben-sich-Stehen ein kurzfristiges Phänomen. Bei Peter handelt es sich aber um etwas anderes. Er erzählt, dass er seit seiner Jugend unter diesem Zustand leidet. Früher, berichtet er, sei dieses beängstigende Gefühl immer wieder verschwunden. Seit längerer Zeit entwickle es sich aber zu einem Dauerzustand. Er fürchte, langsam verrückt zu werden.

Zuerst einmal bitte ich ihn, mir seine Lebensgeschichte zu erzählen. Ich erfahre, dass der junge Mann mit seiner Freundin zusammenlebt. Sie akzeptiert seinen Wunsch, möglichst wenig unter Leute zu gehen. Sie hält das für eine Marotte. Den wahren Grund, warum Peter andere Menschen meidet, kennt sie nicht. Peter denkt oft darüber nach, ob es nicht besser wäre, wenn er sich von ihr trennen würde, bevor sie merkt, wie verrückt er ist, und ihn verlässt.

Über seine Kindheit erfahre ich, dass Peters Eltern vorrangig mit sich selbst beschäftigt waren. Für seine Sorgen und Probleme interessierten sie sich wenig. Wenn er mal wütend oder traurig war, habe er zu hören bekommen: »Stell dich nicht so an. Das geht schon vorüber.« Darüber hinaus bezeichneten sie ihn als dumm und körperlich ungeschickt. Als er beispielsweise den Wunsch äußerte, in einen Sportverein einzutreten, wurde ihm das mit den Worten abgeschlagen: »Da fällst du nur negativ auf.«

Ich beginne zu verstehen, wie sich bei Peter dieser Gefühlszustand – er wird Depersonalisation genannt – entwickeln konnte. In Peters Kindheit fehlte es an emotionaler Unterstützung. Die ist aber Voraussetzung dafür, dass man den eigenen Gefühlen vertraut und der Umgang mit ihnen gelernt werden kann. Der junge Mann ist sich nie sicher, ob das auch richtig ist, was er fühlt. Um der Selbstunsicherheit entgegenzuwirken, beginnt er, sich von außen zu betrachten. Das macht er nicht bewusst, es handelt sich um einen unbewussten Prozess. Aus der Beobachterposition müssen die eigenen

Gefühle und Ängste nicht wahrgenommen werden. Die ständige Selbstbeobachtung führt aber zu einer Entfremdung von den Gefühlen – mit dem Resultat, dass Peter nicht mehr weiß, was er fühlt.

Peter muss lernen, seine Selbstbeobachtung aufzugeben und wieder seine eigenen Gefühle wahrzunehmen. Als ich ihn bitte, mir eine Situation zu schildern, in der er dieses Gefühl des Neben-sich-Stehens erlebte, fällt ihm das zufällige Zusammentreffen mit einem Kollegen aus seiner früheren Firma ein, in der er damals Hohn und Spott ausgesetzt war. Er berichtet, große Angst gehabt zu haben, weil seine schlimmen Erinnerungen wieder hochgekommen seien. Die Angst habe er aber unterdrückt und mit dem ehemaligen Kollegen selbstbewusst ein kurzes Gespräch geführt. Genau in dieser Situation habe er das Gefühl des Neben-sich-Stehens deutlich gespürt.

Meine Bemerkung, er habe ja in der Situation wirklich neben sich gestanden – schließlich fühlte er Angst, verhielt sich aber selbstbewusst –, lässt Peter über die Frage nachdenken, wovor er denn Angst gehabt hatte. Schließlich muss er heute nicht mehr mit dem früheren Kollegen arbeiten. Peter erkennt, dass sich seine Angst nicht nur darauf bezog, er könnte erneut schlecht bewertet werden. Zögernd lässt er den Gedanken zu, Angst davor zu haben, sich selbst in einem negativen Licht zu sehen. »Wenn man mich schlecht behandeln konnte, dann heißt das doch, dass ich schlecht bin.« Langsam wird ihm bewusst, dass die Unterdrückung seiner Angst zur Folge hat, dass er sich selbst mit seinen lebendigen Gefühlen nicht mehr wahrnimmt.

Wir besprechen seine Position in dem früheren Arbeitsteam. Peter kommt zu der realistischen Einschätzung, dass ihn keine Schuld daran trifft, schlecht behandelt worden zu sein. Ihm ist Unrecht angetan worden. Es wird ihm immer mehr bewusst, dass ihm auch in seiner Kindheit viel Unrecht zugefügt wurde, von seinen Eltern, deren Verhalten aus Nichtbeachtung und Kränkungen bestand. Diese Erkenntnisse ermutigen ihn, eine einfühlsamere und liebevollere Sicht auf sich selbst einzunehmen, was ihm nicht leichtfällt. Dieses Thema wird in der Therapie noch intensiv bearbeitet werden müssen.

Um zu lernen, im lebendigen Kontakt mit sich selbst zu sein, biete ich Peter Achtsamkeitsmeditation an. Er beginnt, sich auf seine Körperempfindungen zu konzentrieren. Der Bewusstseinszustand der Achtsamkeit ist dadurch gekennzeichnet, sich im Hier und Jetzt unmittelbar zu spüren, und steht somit der bisher von Peter praktizierten Beobachtung seiner Gefühle und Körperwahrnehmungen diametral gegenüber. So hat er sich in der Therapie Wege erarbeitet, die Selbstentfremdung zu überwinden und wieder mehr bei sich zu sein.

Gabriele Eßing

Heldeneinsamkeit

Nachdem er bereits etliche Coaches erfolglos zurate gezogen hat, wendet sich ein Topjurist, der unter Depressionen leidet, an einen »Männerberater«.

Manche Songs kann ich nur hören, wenn sonst niemand im Zimmer ist, weil mir sofort die Tränen kommen. *Hero* zum Beispiel, von der Band *Family of the Year.* Dessen Refrain ist es auch, der mir nicht aus dem Kopf gehen will, nachdem ich Herrn W. verabschiedet habe nach unserem Erstgespräch: *I don't wanna be your hero, I don't wanna be a big man, I just wanna fight like everyone else.*

Sechzig Minuten zuvor allerdings höre ich zunächst eine Heldengeschichte neiderregenden Ausmaßes: Schon in der Schule ein Überflieger, zudem noch erfolgreich bei Mädchen, schon vor dem Juraabschluss hohes vierstelliges Gehalt, die Karriereleiter hinauf in schnellen Schritten, jetzt bei einer der renommiertesten Anwaltskanzleien Europas. Seit seinem dreißigsten Geburtstag hat Herr W. aber immer wiederkehrende »Tiefs«, wegen derer er schon eine ganze Phalanx an Coaches und Motivationstrainern besucht hat.

Die depressiven Episoden wurden dadurch aber nur länger und tiefer; anscheinend wertet Herr W. sich selbst stark dafür ab, dass er die teuren und vermeintlich bewährten Tipps der Erfolgstrainer für sich selbst nicht umsetzen kann. Vor einem guten halben Jahr dann wurde eine stationäre Klinikbehandlung unumgänglich, die er in seinem Büro aber als »schwerwiegende Organstörung infolge einer bislang unbekannten Lebensmittelunverträglichkeit« getarnt hat. »Fantasie hat er also auch noch«, denke ich, »verdammt!«

In der Klinik geriet er schließlich an eine Psychologin, mit der er ganz gut zu Themen wie »Bedürfniswahrnehmung« und »Selbstachtung« arbeitete und die ihm zum Schluss riet, er solle sich für die Anschlussbehandlung unbedingt einen männlichen Kollegen suchen. Also frage ich ihn erst einmal, wie ihm seine Arbeit gefalle. »Gar nicht«, sagt er sofort. Der Kontakt zu Menschen habe ihn immer gereizt, sich in die verschiedensten Leute einzufühlen und einzudenken, um ihnen wirklich helfen zu können.

Aber darum gehe es in seiner Position überhaupt nicht mehr, nur noch um die Gewinnoptimierung. »Und Menschenoptimierung?«, versuche ich das Thema der Erfolgsorientierung wieder ins Gespräch zu bekommen. Plötzlich wird Herr W. nachdenklich: »Jegliches Anderssein in meinem Beruf wird sofort als eine Schwäche ausgelegt. Ich habe mal einem Kind geholfen, das in unserem riesigen Bürogebäude seinen Vater verloren hatte, und dadurch eine wichtige Sitzung verpasst. Jetzt werde ich von den Kollegen gern als ›Babysitter‹ und so aufgezogen! Wenn ich diesen Jungs von meinen Sorgen und Zweifeln erzählen würde …« »Das alte Männergesetz«, sage ich, »ein Mann hat keine Probleme – und wenn er doch welche hat, löst er sie allein!«

Aber Herr W. hört gar nicht richtig zu, also lege ich nach und sage in einem schneidenden Ton: »Das Schwache gehört ausgemerzt!«

Erschrocken schaut er auf, dann sofort wieder zu Boden. »Ja, aber ich war auch so drauf, ehrlich gesagt, ich habe immer schön nach unten getreten …« »Falsch!«, unterbreche ich ihn, »Sie *waren* nicht so drauf, sie *sind* so drauf! Denn Sie versuchen ja weiterhin, Ihre eigenen Schwächen, Ihr Anderssein auszumerzen!« Herr W.

guckt mich zum ersten Mal richtig an, nickt lange, dann sagt er traurig: »Meine Frau verliert auch immer mehr den Respekt vor mir, weil ich nicht mehr der Topstar bin, der Senkrechtstarter …«

»Macho!«, sage ich; denn ich will nicht, dass er jetzt in die Depression abtaucht – »Opfer der Frau« und so weiter –, sondern seinen eigenen Anteil sieht, was er sich selbst antut, sozusagen den Täter in sich selbst. »Macho, ich? Wieso das denn?«, fragt er verwirrt, »bin ich doch gerade nicht …« »Sind Sie wohl!«, sage ich, »Sie unterstellen Ihrer Frau, sie sei ein dummes, oberflächliches Ding, das sich nur für Glamour und Ihren Erfolg interessiert!« Herr W. überlegt: »Sie meinen, ich nehme das vielleicht nur so wahr? Sie hat vielleicht doch Respekt vor mir als Mensch?« »Das weiß ich nicht, ich kenne Ihre Frau ja nicht einmal – vielleicht *ist* sie ein dummes, oberflächliches Wesen, soll's ja geben, keine Ahnung … aber Sie wissen es auch nicht! Sie *vermuten* es, weil sie selbst keinen Respekt vor sich als Mensch haben, vor Ihrem Anderssein, Ihren Stärken, Ihren Schwächen, Ihren Eigenheiten.«

Herr W. ist jetzt sehr nachdenklich und verwirrt … Ich selbst bin sehr froh, dass wir da noch hingekommen sind, denn die Stunde ist eigentlich schon seit zehn Minuten um, und mein nächster Klient

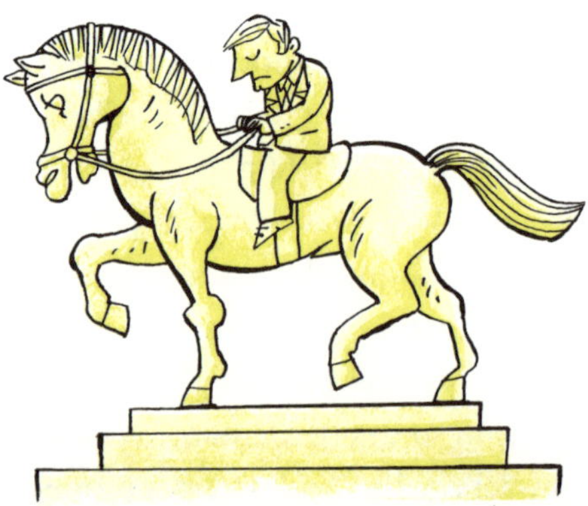

wartet schon. Aber Herr W. rührt mich sehr an, diese verdammte Heldeneinsamkeit. Als ich mich gefangen habe, gebe ich ihm noch zwei Fragen als Hausaufgabe mit: Erstens soll er überlegen, was er beruflich wohl (anders) machen würde, wenn er sein Anderssein – ich bleibe mal bei seinem eigenen Terminus – akzeptieren und respektieren würde. Und zweitens soll er überlegen, was er sich von seiner Frau wünscht, wirklich wünscht – und diesen Wunsch an sie herantragen.

Drei Tage später ruft Herr W. mich in der Telefonsprechstunde an und berichtet mir, dass er mit Punkt eins noch so seine Schwierigkeiten, aber Punkt zwei direkt in die Tat umgesetzt habe. »Und?«, frage ich neugierig. »Meine Frau hat sehr geweint, als ich ihr das mit dem ›Respekt nur für meinen Erfolg‹ gesagt habe. Sie war sehr beschämt, dass das so bei mir ankomme … Ich habe ihr erklärt, dass das vermutlich mehr mit *meiner* Wahrnehmung zu tun habe als mit ihrem Verhalten – damit, wie ich mich selbst sehe. Auf jeden Fall haben wir dann noch stundenlang geredet, über uns, auch über sie; so offen wie noch nie zuvor eigentlich … Ich habe darüber«, er lächelt offenbar, »sogar meinen Termin bei meinem Frankfurter Coach verpasst.« »Vielleicht«, sage ich, »ist das Motto: ›Weniger Coaching, mehr Für-sich-Einstehen!‹.«

Herr W. zögert und sagt dann: »Ich habe eine Idee, was ich beruflich machen könnte: Verbraucherschutzanwalt! Leuten helfen, für ihre Rechte einzustehen, wenn sie über den Tisch gezogen werden mit diesen verdammten Knebelverträgen.« »Okay«, sage ich, »aber nicht gleich ein Helfersyndrom entwickeln, sonst enden Sie noch wie ich – Berater haben übrigens eine sehr hohe Depressionsrate.« »Stimmt«, sagt er nachdenklich, »soo enden will ich natürlich auch wieder nicht.« Ich will mich schon ein bisschen empören, da höre ich ihn lachen, zum ersten Mal höre ich ihn laut lachen.

Björn Süfke

Am Ende der Anpassung

Wolfgang Schmidbauer hat ein Herz für schlecht gelaunte Klientinnen. Doch nach Abschluss der schwierig verlaufenden Behandlung fragt sich der Therapeut, ob die Vorwürfe, die Laura gegen seine Arbeitsweise erhebt, zutreffen könnten.

Als Laura in meine Praxis kam, sprach eigentlich alles dagegen, dass wir uns ein zweites Mal sehen würden. Sie sagte wenig, wirkte abweisend, eine düstere Schönheit mit großen, dunklen Augen, langsamen Gesten. Sie sei gekommen, weil einer der Männer in ihrer WG mich empfohlen habe, aber sie wisse nicht, ob sie eine Therapie machen wolle, auf jeden Fall werde sie noch mit anderen Therapeutinnen und Therapeuten sprechen, vielleicht auch umziehen nach Heidelberg.

Sie wirkte gleichgültig, als würde sie sich nicht für ihr Schicksal interessieren, sie wisse ja nicht, ob sie überhaupt etwas ändern wolle, die Welt sei beschissen genug. Sie habe eine Ausbildung als Lehrerin für Kunsterziehung abgeschlossen, aber könne sich nicht entscheiden, ob sie anfangen wolle zu arbeiten.

Sie solle mich anrufen, wenn sie mit mir arbeiten wolle, sagte ich gegen Ende der fünfzig Minuten. Ich war überzeugt, sie nicht wiederzusehen, als sie mit ihrem träumerischen Gang mein Zimmer verließ und im Flur erst einmal in die falsche Richtung ging.

Nach drei Wochen rief Laura an, wir vereinbarten einen Termin, mürrisch und abweisend eröffnete sie mir, sie werde jetzt doch bleiben. »Ich wollte jemand Älteren oder eine Frau. Aber der Therapeut in Heidelberg, der war zwar älter, aber er war auch so mager und irgendwie streng. Er schaute aus wie jemand, der sich nichts gönnt. Da dachte ich, der gönnt mir auch nichts.« Ich musste lachen und fragte, ob sie sich mich ausgesucht habe, weil ich nicht mager bin? Sie gab keine Antwort.

Laura schien zugleich heimatsüchtig und heimatlos. Die Trauer über ihr zerrissenes, ungeborgenes, zielloses Leben war deutlich. Zugleich aber reagierte sie mit Schärfe und Härte auf jeden Versuch, mit freundlichen Gefühlen auf sie zuzugehen. »Können Sie nicht endlich dafür sorgen, dass dieser Krach aufhört!«, herrschte sie mich an, wenn die Spannung des Schweigens zwischen uns durch die Türglocke unterbrochen wurde. In ihren Träumen war ich gleichgültig und distanziert, mit Büchern beschäftigt wie ihr Vater mit seinen Akten.

Laura kam aus einer begüterten Familie. Ihr Vater war Anwalt und hatte eine Frau geheiratet, die nicht standesgemäß war, unter Depressionen litt und an Brustkrebs starb, als die Tochter achtzehn Jahre alt war. Charakteristisch schien mir diese Szene: Laura hatte eine Hand von hinten auf eine Stufe der Treppe im Haus gelegt. Als ihre Mutter die Treppe herunterging, um Besuch zu begrüßen, trat sie auf Lauras Hand. Es tat weh, aber Laura schrie nicht, sondern wartete, bis die Mutter den Fuß wieder hob. Wollte sie die traurige Mutter schonen? Sich bestrafen, weil sie die Mutter nicht glücklich machen konnte? Ich fand die Szene wichtig. Laura hörte sich meine Deutungen an, stimmte nicht zu, widersprach nicht, es war, als hätte auch ich mich auf ihre Seele gestellt und sie warte, bis ich aufgäbe.

Ich entdeckte damals, dass ich ein Herz für negativistische Klientinnen habe, vielleicht weil sie etwas wagen, was ich nicht riskiere. Mir gefiel ihre ruppige Art, sie versuchte so gar nicht, mir zu schmeicheln oder höflich Kritik zu ersparen. Wenn sie einmal lächelte, selten genug, war es wie ein Geschenk. Ich gewöhnte mich daran, sie eher zu bestaunen, als zu behandeln, ein Kunstwerk mit rauer Schale und schlechten Manieren, schmutzigen Fingernägeln, Rissen und Flecken auf der Kleidung, das selten lächelte und sich, wenn sie weinte, in den zarten indischen Schal schnäuzte, den sie über ihrem schwarzen T-Shirt trug.

Eine erste Krise kam, als sie an einem Abend ihren Freund in seinem WG-Zimmer mit einer anderen Frau im Bett ertappte. Er erklärte ihr, sie solle nicht spießig sein, mit ihnen sei es doch ohnehin schon zu Ende. Laura fand, an ihm sei nichts verloren. Sie erkrankte an heftigen Schwindelanfällen und wollte nichts davon wissen, dass diese mit dem Verlust des angeblich längst gleichgültigen Mannes zu tun hätten.

Während ich an ein Angstäquivalent dachte, sprach der von ihr konsultierte Neurologe vom Verdacht auf einen Hirntumor und empfahl eine Klinikaufnahme. Laura ging in eine Privatklinik, ihr Vater telefonierte mit dem Chefarzt, sie sollte aufwendig untersucht werden, unter anderem mit einer Punktion des Rückenmarkkanals. Das war ihr dann doch zu viel, sie verließ die Klinik wieder, und wir nahmen die Psychotherapie wieder auf.

Ich deutete den Schwindel als unbewussten Wunsch, gehalten zu werden, wobei ihr Ex-Freund ebenso versagt habe wie ihr Vater und auch ich. Ich würde nie darauf wetten, dass solche Deutungen stimmen, aber der Schwindel zog sich zurück, Laura genas nicht nur, sie fing auch an, ernsthaft nach einer Arbeit zu suchen – und es zeigte sich, dass sie durchaus Talent zur Kunsterzieherin hatte. Sie schien sich weit weniger als ich über ihren Erfolg als Lehrerin und ihr regelmäßiges Einkommen zu freuen, sie machte mir Vorwürfe: Ich sei genauso auf Anpassung bedacht wie ihr Vater.

Die Therapie dauerte noch zwei Jahre. Seit sie sich beruflich stabilisiert hatte, fiel Lauras Neigung zu problembeladenen Männern mehr und mehr auf. Es schien wie verhext, zwei Freunde erwiesen sich als Alkoholiker, der dritte war verheiratet und keineswegs so getrennt, wie er behauptet hatte. Endlich fand Laura einen Partner, der zu ihr hielt. Sie war schwanger, als wir die inzwischen schon ausgedünnte Behandlung beendeten.

Aber damit ist die Geschichte nicht zu Ende. Nach einigen Jahren rief Laura an und erklärte, sie habe eine Therapie begonnen, die sei aber nichts, ob ich Platz habe. Sie habe Brustkrebs, sei operiert, der Onkologe, der ihr ein Mistelpräparat gebe, habe Psychotherapie empfohlen. Sie habe bei einer Frau angefangen, aber sie wolle da nicht mehr hingehen.

Ich hatte nur die Möglichkeit, sie in einer Therapiegruppe zu behandeln; Laura war angetan von dieser Idee. Ihr Start in der Gruppe gelang gut; durch ihre direkte Art wurde sie rasch ein wichtiges Mitglied. Ich aber geriet in einen Konflikt mit meiner Co-Leiterin, die eine Ausbildung in Bioenergetik begonnen hatte und von einem Therapeuten schwärmte, mit dem sie letzten Sommer eine Gruppe auf einer griechischen Insel absolviert hatte. Da sei eine Frau gewesen, mit amputierter Brust, strahlend und vital, die den Krebs besiegt habe. Sie zweifle, ob das analytische Vorgehen für Laura passe, sei es nicht besser, sie zu diesem Behandler zu überweisen?

Ich wollte Laura nicht noch einen weiteren Wechsel zumuten, war aber sehr verunsichert. Ich bin als Medizinjournalist naturwissenschaftlich sozialisiert und als Psychoanalytiker von Berufs wegen überzeugt, dass das Unbewusste beides beeinflusst: Psyche wie Soma. Aber zwischen »Einfluss auf« und »Macht über« gibt es eine Kluft. Psychotherapie hat vorwiegend Einfluss *auf*, selten Macht *über* die Störungen, die sie behandelt. Ich habe mich immer davor gehütet, bei Organsymptomen wie Asthma, Morbus Crohn, Ekzemen oder eben auch Krebs Heilungen zu erwarten, obwohl solche Patientinnen und Patienten gar nicht selten in einer Psychotherapie Besserung erfahren.

Traf Lauras Vorwurf zu, ich hätte ihre Anpassung betrieben? Wäre die wilde, chaotische Laura vom Krebs verschont geblieben? Irgendwann kam meine Co-Leiterin geknickt auf mich zu – ihre siegreiche Freundin aus der bioenergetischen Selbsterfahrung war an einem Rezidiv gestorben. Laura versäumte einige Sitzungen und kam abgemagert und bleich zurück: Metastasen in der Leber. Als wir das letzte Mal telefonierten, sagte sie, sie genieße jeden Tag, die Therapie sei nicht mehr wichtig, wichtig sei der Professor, der versprochen habe, durch eine spezielle Behandlung den Krebs noch eine Weile zurückzudrängen.

Wolfgang Schmidbauer

»Ich fühle mich so eingeengt!«

Eine neununddreißigjährige Klientin klagt über Gelenkbeschwerden. Sind diese eine somatische Metapher für ihre festgefahrenen Lebensumstände?

Als ich die neununddreißigjährige Marion in meiner Praxis begrüße, fallen mir sofort ihre etwas ungelenken Bewegungen auf. Sie wirkt steif, ihre Haltung wie eingefroren. Marion berichtet, seit Langem unglücklich zu sein. Ihr Leben sei ermüdend und einengend. Und die rheumatoide Arthritis – mit diesen Worten streckt sie mir ihre Hände mit den für die Erkrankung typischen Schwellungen entgegen – schränke sie zusätzlich noch ein. Medizinische Maßnahmen hätten bisher kaum Linderung gebracht. Sie fühle sich körperlich und psychisch gehandicapt.

Mich interessiert, wann ihre körperlichen Beschwerden erstmals aufgetreten sind und in welcher Lebenssituation sie sich damals befunden hat. Das sei etwa drei Jahre her, zu der Zeit habe sie begonnen, sich in ihrer Ehe sehr unwohl und eingeschränkt zu fühlen. Ihr Mann sei fürsorglich, wolle fast alles mit ihr zusammen machen und lasse ihr kaum Luft zum Atmen. Marion erzählt weiter, dass sie sich seit vielen Jahren auch in ihrem Beruf sehr festgefahren fühle. Sie leide sehr unter ihrer langweiligen Tätigkeit als Bürokauffrau, sehe aber für sich keine Möglichkeiten zur Veränderung. Darüber hinaus sei das Verhältnis zu ihren Eltern von Vorwürfen bestimmt, sie würde sich nicht genügend kümmern. Wut auf die Ansprüche und Schuldgefühle wechselten sich bei ihr ab und ließen sie keine befriedigende Lösung finden.

Für mich wirkt Marions körperliche Erkrankung, die rheumatoide Arthritis, wie eine somatische Metapher des sie beherrschenden Gefühls der Unbeweglichkeit und des Festgefahrenseins. So eingeschränkt sie ihren Körper mit den steifen Gelenken erlebt, so eingeschränkt fühlt sie sich auch im beruflichen und privaten Bereich. Sie meint, hilflos und ohnmächtig zu sein, jeglicher Möglichkeit zur Freiheit beraubt, sowohl in der Beziehung zum Ehemann als auch zu den Eltern. Auch in beruflicher Hinsicht glaubt sie, keinen Bewegungsspielraum zu haben und in ihrer ungeliebten Tätigkeit auf ewig feststecken zu müssen.

Als ich Marion meine Gedanken mitteile, ist sie zuerst einmal sehr überrascht. Sie geht davon aus, dass ihre körperliche Erkrankung völlig unabhängig von ihrem seelischen Zustand ist. Obwohl die Ursachen der rheumatoiden Arthritis nicht abschließend geklärt sind, wird für deren Entstehung eine Fehlsteuerung innerhalb des Immunsystems angenommen. Und diese Fehlsteuerung steht auch im Zusammenhang mit belastenden Gefühlen und konfliktreichen Lebenssituationen. Diese gehen mit einer vermehrten Produktion von Entzündungswerten einher, die das Immunsystem aus dem Gleichgewicht bringen. Marions Gefühl des Feststeckens könnte ihr Immunsystem aktiviert haben und so zu erhöhten Entzündungswerten in den Gelenken geführt haben.

Da ein Zusammenspiel zwischen Psyche und Immunsystem besteht, kann versucht werden, immunologische Prozesse auch mithilfe psychologischer Verfahren günstig zu beeinflussen. Marions Gefühl des Feststeckens muss verändert werden. Ihr Leben soll wieder in Bewegung geraten; die vielfältigen Konflikte, die sie als ausweglos erlebt, sollen gelöst werden. Wir machen uns an die Arbeit. Zuerst beschäftigen wir uns mit ihrer Ehe, die sie als extrem einengend erlebt. Als ich sie frage, wie sie sich mehr Freiraum verschaffen könnte, fällt ihr ein, dass sie sich gern mal ohne ihren Mann mit Freundinnen treffen würde. Sie hat auch von einer Literaturgruppe gehört, in der gemeinsam Romane gelesen und Meinungen über das jeweilige Buch ausgetauscht werden. Die Gruppe interessiert ihren Mann nicht; darum hat sie sich bisher auch nicht darum gekümmert. Während wir miteinander sprechen, fällt Marion auf, dass sie bisher weniger an ihre eigenen Wünsche gedacht hat, sondern dass sie dazu neigt, es ihrem Mann recht machen zu wollen. Der Gedanke »Ich muss es anderen recht machen« kommt ihr bekannt vor. Genauso empfindet sie gegenüber ihren Eltern, die sie mit Ansprüchen überziehen, gegen die sie sich nicht zu wehren weiß. Erinnerungen an ihre Kindheit tauchen auf. Ihre Eltern gingen übervorsichtig mit ihr um und ließen sie nur ungern etwas allein ausprobieren. Marion erkennt, dass auf diesem Wege Unsicherheit und Entscheidungsunfähigkeit geschürt wurden. Sie beschließt, aktiv zu werden, und initiiert ein Treffen mit ihren Freundinnen. Und sie stellt fest, dass ihr Mann nichts dagegen einzuwenden hat, obwohl ihm ihre Aktivität nicht besonders gefällt. Diese Erfahrung macht Mut, und sie beginnt ganz vorsichtig, sich auch gegenüber ihren Eltern abzugrenzen, indem sie die Häufigkeit ihrer Besuche festlegt. Durch diese Initiativen fühlt sie sich bereits befreiter.

Es wird vermutet, dass immunologische Prozesse auch mithilfe von Suggestionstechniken beeinflusst werden können. Unser Gehirn unterscheidet nicht zwischen einer tatsächlichen positiven Erfahrung und einer intensiv erlebten Vorstellung. In beiden Fällen werden körpereigene Selbstheilungskräfte aktiviert, die den Entzündungszustand wieder senken. Als ich Marion bitte, ein Bild mit der Vorstellung »Wie werde ich wieder gesund?« zu entwickeln, fällt ihr eine Reinigungstruppe ein, die ihre kranken Gelenke säubert. Dieses wohltuende Bild wird zu einem ständigen Begleiter.

Im Laufe der Therapie bitte ich Marion immer mal wieder, den Ausprägungsgrad ihrer Gelenkbeschwerden einzuschätzen. Während sie ihre Beschwerden zu Beginn als sehr stark einschätzte, bewertet sie sie zum Schluss als eher leicht. Wenngleich Marion am Ende der Therapie nicht völlig symptomfrei ist, fühlt sie sich doch beweglicher und insgesamt befreiter. Das Gefühl der Unbeweglichkeit ist aus ihrem Leben verschwunden. Sie hat sich auf den Weg gemacht, neue Perspektiven zu entwickeln.

Gabriele Eßing

Über die Brücke gehen

Seit Jahren leidet die einundfünfzigjährige Patientin unter Ängsten und Panik. Die Konfrontationstherapie droht trotz guter Vorbereitung zu scheitern.

»Es geht nicht. Ich kann's nicht. Ich krieg es nicht hin. Wahnsinn, so schlimm hätte ich es mir nicht vorgestellt.« Frau L. tritt der Schweiß auf die Stirn, ihre Hände zittern. In die Angst, die ihr ins Gesicht geschrieben steht, mischen sich Anzeichen von Enttäuschung und Resignation. »Heute Morgen nach dem Aufstehen«, sagt sie, »war ich noch so optimistisch. Aber jetzt ist davon nichts mehr übrig. Ich weiß ja, dass eigentlich gar nichts passieren kann, aber …« Sie stockt.

»Wie fühlt es sich an?«, frage ich.

»Schrecklich. Einfach nur Panik«, erwidert Frau L. »Es fühlt sich so an, als wäre das mein Ende, als würde ich es nicht überleben.«

Konfrontationstherapie: sich den Ängsten stellen, um sie zu überwinden. Seit nun schon dreißig Minuten befinden wir uns am Fuß der schmalen Brücke, die heute auf unserem Programm steht. Frau L., einundfünfzig Jahre alt, leidet seit Jahren unter Ängsten. Es begann mit einem Panikanfall in einem Supermarkt. Sie hatte sich nicht wohlgefühlt und auf einmal den Eindruck gehabt, sie

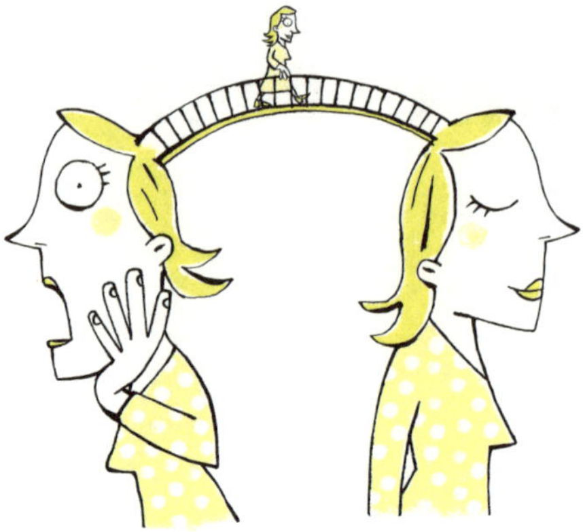

könne umkippen. Rasch hatte sich ihr Unwohlsein zu einer intensiven Angstreaktion hochgeschaukelt. Was-wenn-Gedanken wie »Was, wenn ich nicht mehr auf die Beine komme?« und »Was, wenn mir niemand hilft?« hatten das Bedrohungsgefühl anwachsen lassen. Die Begleiterscheinungen der Angst wie Herzklopfen, Kurzatmigkeit, Zittern und Schwitzen hatten noch mehr Befürchtungen auf den Plan gerufen (»Was ist, wenn ich keine Luft mehr bekomme? Was, wenn mein Herz stehen bleibt?«), und Frau L. wollte nur noch eins: »Weg hier!« In der Folge war sie dazu übergegangen, immer mehr Situationen zu vermeiden, in denen sie einen Angstanfall befürchtete, bis sie sich irgendwann nicht einmal mehr traute, ihr Zuhause unbegleitet zu verlassen. Als ihr irgendwann bewusst wurde, wie hilflos und abhängig sie geworden war, entschied sie, dass es so nicht weitergehen konnte, und begab sich in Therapie.

Die Brücke verbindet die Siedlung, in der sie lebt, mit einem kleinen Naherholungsgebiet auf der anderen Seite der Eisenbahnstrecke. Als Kind ist sie regelmäßig über die Brücke gelaufen, um im Wald zu spielen, im See zu baden oder sich in der Gaststätte ein Eis zu kaufen. Nun aber erscheint sie ihr als unüberwindbares Hindernis. Sie starrt auf die Brücke wie das Kaninchen auf die Schlange, ihre Angst ist auf einem Maximum, und alle meine bisherigen Bemühungen, ihr Mut zu machen, sind verpufft.

»An welchem Gedanken hängen Sie gerade fest?«, frage ich. »Dass irgendetwas Schreckliches passieren wird. Es klingt absurd, aber ich stell mir gerade vor, dass die Brücke zusammenbrechen könnte, wenn ein Zug darunter herfährt.« Sie schaut mich gequält an.

Was soll ich sagen? Rational damit zu argumentieren, dass die Wahrscheinlichkeit, dass so etwas passiert, äußerst gering ist, verfängt bei ihr nicht. Was vielleicht etwas damit zu tun hat, dass ihr in ihrem Leben tatsächlich viele schlimme und – zumindest in der Häufung – unwahrscheinliche Dinge zugestoßen sind, angefangen bei sexueller Gewalt, Unfällen, bedrohlichen allergischen Schocks bis hin zu schweren Erkrankungen. Vielleicht hat es auch damit zu tun, dass sie bereits früh im Leben demütigenden Bestrafungsritualen durch ihren Vater ausgesetzt war. Wie soll jemand lernen, der Welt zu vertrauen, der immer wieder so von ihr enttäuscht und verletzt wurde? Und im Grunde genommen ist es das, was bei einer therapeutischen Konfrontation geschieht: Der ängstliche Mensch wird dabei unterstützt, der Welt Vertrauen zu *schenken*, auch wenn er dieses Vertrauen nicht *fühlt* – der Welt und sich selbst: Ich werde die Angst aushalten können, sie wird mich nicht ums Leben und auch nicht um den Verstand bringen, mir letztlich nicht schaden. Die Erfahrung, dass dies tatsächlich so ist, ist ein wirksamer Bestandteil dieses Vorgehens – sie ist heilsam.

»Ich habe noch nie eine Konfrontation gemacht, du?«, fragte mich einmal ein Kollege, ebenfalls Verhaltenstherapeut, der einige Jahre Berufserfahrung mehr auf dem Buckel hatte als ich. Ein solches freimütiges Geständnis wäre Wasser auf die Mühlen von Psychotherapieforscherinnen und -forschern, die beklagen, dass in Therapien oft zu viel geredet und zu wenig geübt wird. Gerade

Menschen, die unter Zwängen und Ängsten leiden, profitieren davon, wenn sie sich mit den Situationen konfrontieren, vor denen sie Angst haben. Es mag unterschiedliche Gründe dafür geben, dass die Konfrontationstherapie in der ambulanten Praxis zu wenig genutzt wird: Sie ist zeitlich und organisatorisch aufwendig, muss gut vorbereitet und geplant werden, die Patienten und Patientinnen müssen erst einmal von ihrem Nutzen überzeugt werden – und man weiß nie genau, was passiert.

Vielleicht liegt es an solchen Situationen wie der, in der Frau L. und ich uns gerade am Fuß der Brücke befinden, dass die Konfrontationstherapie nicht so häufig angewendet wird, wie sie sollte. Eigentlich ist alles klar und der Ablauf gründlich vorbesprochen – und nun droht das Ganze zu scheitern, denn Frau L. scheint sich nicht überwinden zu können. Dabei hat sie die vorherigen Konfrontationsübungen gut bewältigt. Wir sind spazieren gegangen und Bus gefahren, haben einen Supermarkt aufgesucht, das alles hat wirklich gut geklappt. Kommt hier die Höhe hinzu? Hat sie vielleicht auch einfach – typisch für viele Angstpatienten und -patientinnen – einen schlechten Tag?

Wir gehen noch einmal alles durch: ihre körperlichen Empfindungen und was sie zu bedeuten haben; die Unbedenklichkeit der Situation; was sie bislang schon alles geschafft hat; dass sie doch ihre Angststörung überwinden will – und dass die Konfrontation der beste Weg ist, dies zu erreichen.

»Ich weiß, ich muss es jetzt *einfach tun,* einfach über die verdammte Brücke gehen«, sagt sie. »Aber die Angst ist so mächtig.« Man sieht ihr den inneren Kampf an – und ihre zunehmende Mutlosigkeit. In mir wächst die Versuchung, sie aus der schwierigen Situation zu erlösen und die Übung abzubrechen. Das ist zwar therapeutisch ungünstig, aber manchmal leider unumgänglich. Auf der anderen Seite ist da irgendetwas in ihrer Stimme, ihrem Blick, in der Art, wie sie die Hände zu Fäusten ballt, das mir zeigt, dass sie noch nicht aufgeben will. Die Bereitschaft, sich auf eine emotional schwierige Situation einzulassen, ist höher, wenn es um etwas geht.

»Wozu könnte es wichtig sein, dass Sie diese Brücke überqueren?«, frage ich sie.

Plötzlich leuchtet etwas in ihren Augen auf. »Vielen Dank für diese Frage! Wissen Sie, woran ich gerade denken muss? Meine Tochter ist schwanger. Ich werde bald Oma und freue mich sehr darauf. Und wenn mein Enkelkind da ist, dann will ich mit ihm über diese Brücke gehen, im Wald verstecken spielen, im See baden, an der Gaststätte Eis essen.«

Auf einmal hatte die Patientin ein konkretes *Wozu*. Die Fähigkeit, die Brücke zu überqueren, ist zu etwas Bedeutungs- und Sinnvollem geworden, hat an Wert gewonnen. Wir konnten die Übung erfolgreich abschließen, so wie auch noch manche andere im weiteren Verlauf der Therapie.

»Der Mensch kann zwar tun, was er will, aber er kann nicht wollen, was er will«, sagte Schopenhauer. Da mag etwas dran sein. Allerdings richtet sich unser Fokus oft so sehr auf das, was wir *nicht* wollen – nämlich zum Beispiel Angst zu haben –, dass wir das, *was* wir wollen, ganz aus dem Blick verlieren. Gehen wir in Kontakt damit, worauf es wirklich ankommt in unserem Leben, sind wir auch bereit, Dinge zu tun, die uns ängstigen. In der Fähigkeit, sich mit einem inneren Wozu zu verbinden, liegt eine große psychologische Kraft und der Kern unserer menschlichen Würde und Freiheit.

Matthias Wengenroth

»Ich halte das alles nicht mehr aus«

Eine junge Patientin mit Alkohol- und Drogenproblemen leidet unter emotionalem Chaos. Wie gelingt es ihr, eine Sprache für ihre Gefühle zu finden?*

Die achtzehnjährige Christine, so möchte die Patientin bei der Anonymisierung ihrer Behandlungsgeschichte genannt werden, »stürzt immer wieder ab und findet keinen Halt«. Ein Kinderpsychiater hatte nach einer heftigen Auseinandersetzung mit ihr »entnervt« angerufen, damit ich mich ihr annehme. In dem Erstgespräch wirkt Christine zunächst »lammfromm«, als habe sie etwas gutzumachen. Sie erzählt von ihrer Lustlosigkeit, alles sei langweilig, und die Schule sei »blöd«. Auch sonst interessiere sie gar nichts. Ich versuche, irgendeinen Anknüpfungspunkt zu finden, etwa Freundschaften, Lesen, Bewegung. Sie lehnt ab, die beständigen Ratschläge gingen ihr auf die Nerven, Sport hasse sie, und Lernen gehe gar nicht. Ich frage nach, es müsse doch irgendwann einmal auch etwas Inte-

* Eine ausführliche Version dieser Fallgeschichte mit theoretischer Begründung des gewählten Vorgehens findet sich in Rainer Holm-Hadulla: Integrative Psychotherapie – ein schulenübergreifendes Modell anhand von exemplarischen Geschichten aus der Praxis, 2. Aufl., Psychosozial-Verlag 2021.

ressantes gegeben haben. Sie antwortet mit schnellem Atem, Zittern, Unruhe und Widerwillen. Binnen nur weniger Sekunden gerät sie in einen Erregungszustand und ich kann sie nicht mehr erreichen.

Besorgt versuche ich, sie durch gutes Zureden zu beruhigen. Ich rate ihr, sich ihrer diffusen Erregung nicht einfach auszuliefern. Christine kann sich daraufhin etwas besser kontrollieren, um bald wieder »abzudriften«. Ich versuche sie im Kontakt zu halten und schlage ihr eine Atemübung vor, die sie widerwillig annimmt. Zuerst findet sie das unangenehm, kann sich jedoch nach einer Weile etwas entspannen. Am Ende der Sitzung erläutere ich ihr einige Achtsamkeitsübungen, die sie zu Hause ausprobieren kann.

Die nächste Sitzung verläuft ähnlich. Christine versucht, mich zu überzeugen, dass alles keinen Sinn habe und sie mir nichts Zusammenhängendes erzählen könne. Dabei spüre ich jedoch auch eine anhängliche Seite und einen sanfteren Unterton, den ich mir angesichts ihres provokanten Auftretens zunächst nicht erklären kann. Sie schildert widerwillig ihre chaotische Alltagsgestaltung. Sie rauche Marihuana schon vor dem Frühstück, und abends komme sie ohne einen Joint gar nicht runter. Dann sei sie wenigstens ruhig und die Gedanken verflüchtigten sich: »Der Preis ist, dass man nichts mehr auf die Reihe bekommt.« Ob sie Ideen habe, warum sie sich selbst so schädige? »Keine Ahnung.« Meine mir selbst hilflos erscheinenden Verhaltensratschläge nimmt sie mit gelassenem Desinteresse auf. Das habe sie alles schon einmal während ihrer vor zwei Jahren durchgeführten Verhaltenstherapie gehört.

Nach einigen Wochen wird Christine, durch die regelmäßigen Gespräche unterstützt, gelassener. Sie hat sich von mir überreden lassen, ihre Schullektüre *Steppenwolf* in die Hand zu nehmen. Die wechselhaften Stimmungen von Harry Haller hätten sie beschäftigt. Ich selbst empfinde eine gewisse Genugtuung, dass es Christine zunehmend gelingt – wenn auch indirekt –, Gefühlen und

Erregungen eine Sprache zu geben. Dies scheint sie zu stabilisieren und sie erzählt mir einen Traum: »Ich bin mit Freundinnen und verschiedenen anderen Leuten zusammen. Alle konsumieren Drogen. Jemand flüstert mir ins Ohr: ›My love is your addiction.‹ Ich kann mich nicht bewegen, möchte weglaufen.« Wir verstehen den Traum als Ausdruck ihres Wunsches, sich aus dem Drogenmilieu zu lösen. Aber dann befürchtet sie, dadurch ihre Freundinnen und Freunde aufgeben zu müssen.

Die Stunden beginnt sie immer mit Schilderungen von Stress in der Schule, Erschöpfung und Übelkeit sowie Kreislaufproblemen. Ich ermutige sie, auf ihre Alltagsrituale mit Lernen, Achtsamkeitsübungen und viel Bewegung zu achten. Sie lehnt das energisch ab, ihren Körper möchte sie am liebsten überhaupt nicht spüren. Nur mit Rauchen und Cannabis werde das Leben erträglich und Sex sei nur mit viel Alkohol möglich. Manchmal wirkt Christine wie eine erfahrene Frau, die in einem Kinderkörper steckt. Sie spricht souverän über die Drogenszene und Liebschaften, um bei kleinsten Missverständnissen wütend und verzweifelt zu werden. Sie atmet dann überschnell, beginnt zu zittern und stößt wimmernd wie ein noch sehr kleines Kind hervor: »Ich halte das alles nicht mehr aus.« Den schnellen Wechsel zwischen kleinkindhaftem Erleben und souveränem Erwachsensein illustriert ein Traum: »Ich habe meine Psychologielehrerin geheiratet, aber weiterhin in Polyamorie gelebt. Mit meinem Freund habe ich Oralverkehr gehabt und mich nach meiner Mutter gesehnt.« Christine ist dieser Traum zunächst sehr unangenehm, bis sie versteht, wie sehr sie sich ihre persönliche Weiterentwicklung wünscht und wie stark sie gleichzeitig von einem »diffusen Lustnebel« zurückgehalten wird.

Der psychodynamische Prozess vertieft sich. Christine verbindet die Ablehnung ihres Körpers, besonders ihrer weiblichen Rundungen, mit der Art und Weise, wie ihre Mutter ihren eigenen Körper betrachtet. Während Christine ihrer Lebensgeschichte und sich selbst näherkommt, wird sie in ihrem Sozialverhalten achtsamer und auch gegenüber flüchtigen Beziehungen vorsichtiger. Ihre therapeutisch verstärkte Selbstwahrnehmung führt dazu, dass sie sich selbst besser annehmen kann. Nach etwa neun Monaten mit einer Behandlungsfrequenz von einer Stunde alle ein bis zwei Wochen ist eine große Veränderung eingetreten. Sie hat in der Schule wieder Anschluss gefunden und plant ihr Abitur. Nachdem sich bei einem Freund eine Drogenpsychose entwickelt hat, entschließt sie sich, Cannabis gänzlich zu vermeiden.

Ihre Träume werden lebendiger, und Christine kann sie nutzen, um sich selbst und ihre Umwelt besser zu verstehen. Als Beispiel diene das folgende Traumfragment: »Ich werde von einem Lehrer geküsst … Später war mein Freund dabei, als ich ihn mit jemand anderem betrogen habe …« Dieser Traum zeigt ihr, dass sie sich von ihrem »toxischen Freund« befreien möchte, dabei aber zweifelt, ob sie dies ohne eine sexuelle Nebenbeziehung bewerkstelligen könne. Vielleicht sehne sie sich auch nach einem »guten Lehrer«, zu dem sie eine kreative Beziehung ohne Sex aufbauen könne. Die Unsicherheit und Hilflosigkeit ihrer Mutter erklärt sich Christine mit deren Aufwachsen in prekären Familienverhältnissen. Ihre Mutter hat sich als Kind als ungewünscht erlebt und war peinlich darauf bedacht, bloß keine Fehler zu machen. »Mutter konnte einfach nichts machen, wenn ich ausgerastet bin und rumgeschrien habe.« Christine verbindet diese Erinnerungen mit starken Schamgefühlen.

In der Pubertät habe sie als erstes Mädchen aus ihrer Klasse weibliche Formen entwickelt, das sei ganz grauenhaft gewesen. Sie kann sich erinnern, dass sie »gezittert hat vor Scham«. Sie empfindet bis heute Nacktsein als beschämend: »Ich lehne meinen Körper zutiefst ab.« Sie brauchte als Erste einen BH und war bekannt als »Christine, das Busenwunder«. In dieser Zeit begann sie sich zu piercen. Es gab ständig Streit mit der Mutter, weil »ich mir irgendwo wieder ein Loch durch den Körper geschossen habe«.

Während Christine sich ein zusammenhängendes Bild ihrer Lebensgeschichte, ihrer Beziehungen und ihres Selbst erarbeitet, wird sie in ihrer alltäglichen Lebensgestaltung organisierter und zielgerichteter. Sie ironisiert zwar meine wiederholten Ratschläge, auf die für sie notwendigen Arbeitsrhythmen zu achten und ihre Freizeit bewusst zu gestalten. Sie leidet zwar weiterhin unter Stimmungsschwankungen, findet jetzt aber Ausdruck für ihre Konflikte. Durch die therapeutischen Gespräche, Lesen und Nachdenken hat sie den Eindruck, dass sie »sich selbst besser findet«. Nach etwa sechzig Sitzungen nähert sich unsere Therapie dem Ende, weil Christine nach ihrem erfolgreichen Abitur einen interessanten Studienplatz im Ausland erworben hat.

Rainer M. Holm-Hadulla

Wenn ein Symptom zurückkommt

Die Psychotherapie ist beendet – und plötzlich flackert ein überwunden geglaubtes Symptom wieder auf. Wer ist nun der richtige Ansprechpartner?

»Ich schäme mich ja, es zu sagen, aber ich habe eine lange Therapie gemacht. Und zuerst dachte ich auch, sie hätte mir geholfen. Aber jetzt ist es schlimmer als je zuvor. Am liebsten wäre ich nie wieder zu einem Psychologen gegangen, aber ich brauche Hilfe.«

In den Augen der Patientin schimmern Tränen. Eine attraktive Frau um die dreißig mit einer speziellen Problematik: Sie ist enttäuscht von sich selbst, aber auch von allem, was mit Psychotherapie zu tun hat.

Mir fällt eine Situation beim Bergwandern ein: Ich bin darauf eingestellt, dass ich erst hinaufsteige und es dann nach der Gipfelrast gemütlich hinuntergeht. Wenn aber der Abstieg plötzlich aus einer Falte heraus einen neuen steilen Anstieg fordert, fällt das Bergaufgehen unglaublich schwer. Ein solcher Anstieg ist es auch, wenn eine Patientin überzeugt ist, sie sei geheilt – und plötzlich sind die Symptome wieder da. Oft hört man dann: »Schlimmer denn je«, was eben der Tatsache geschuldet ist, dass ein überwunden geglaubter Schmerz, der plötzlich zurückkehrt, doppelt überwältigend wirkt. Die erste Besserung hat Hoffnung geweckt. Mit der Rückkehr der Symptome übertönt Verzweiflung alle Hoffnungen.

»Was war denn der Anlass für die Therapie?« »Ich war während des Studiums im Ausland. Es ging mir nicht gut, ich hatte Heimweh, da habe ich eine Bulimie entwickelt. Es war schlimm, ich hab mich so vor mir geekelt, aber ich habe die Zeit in Madrid durchgehalten. Zurück dann in Deutschland habe ich die Therapie angefangen. Erst stationär, dann ambulant. Es ging um meine Eltern, die Scheidung, um meinen Vater, der Alkoholiker war. Muss ich das jetzt alles noch einmal erzählen? Ich bin es so leid! Es hat doch alles nichts genützt!«

»Aber erst einmal hat die Bulimie doch aufgehört?« »Ja, das hatte auch etwas mit meinen Beziehungen zu tun. Ich konnte ja früher keinen festen Freund haben, weil ich meine Ruhe brauchte, ich will nicht, dass mich ein Mann kotzen hört. Nach der Therapie hatte ich einen Freund, und es hat sich alles so gut angefühlt. Aber jetzt ist alles wieder vorbei und schlimmer als früher! Ich bin ein kleines, kaputtes Kind, das nichts aushält. Entschuldigen Sie, dass ich hier so herumheule …«

»Lassen Sie sich Zeit«, sage ich und reiche ihr ein Taschentuch. »Wir werden das alles klären. Wenn ich es richtig verstanden habe, hat Ihnen die Therapie gutgetan, Sie haben sich auf eine Beziehung eingelassen und haben dann mit der Therapie aufgehört.«

Sie schnäuzt sich und nickt. »Aber Beziehungen bleiben nicht so, wie sie angefangen haben«, sage ich. Sie hat sich berappelt und ringt um ein Lächeln. »Das können Sie laut sagen! Ich habe mit meinem Freund und meiner besten Freundin nach dem Examen eine kleine Firma aufgezogen, internationale Internetdienstleistungen. Es ist gut gelaufen, doch dann wurde meine Mutter krank: Krebs. Und dann fing ich an, mich mit meinem Freund zu streiten, weil er eine pflegeleichte Freundin wollte und keine kaputte. Aber was dann war … ich schäme mich so.«

»Hat er sich von Ihnen getrennt?«, frage ich. »Viel schlimmer!«, sagt sie. Und ich erwidere: »Das wäre schon schlimm genug. Also, was ist geschehen?«

»Ich habe immer mit meiner Freundin geredet, wie verständnislos ich ihn finde, sie hat zugehört – und irgendwann habe ich herausgefunden, dass sie was mit ihm angefangen hat.«

»Dann haben Sie kurz hintereinander Ihre Mutter, Ihren Freund und Ihre beste Freundin verloren«, sage ich. »Ich finde, dafür halten Sie sich ganz gut!«

»Wenn ich arbeite, geht es auch einigermaßen. Aber ich habe wieder angefangen zu rauchen und zu kotzen, ich finde mich widerlich, kindisch, jetzt sitze ich hier und jammere Ihnen etwas vor, weil ich mich nicht zu meiner früheren Therapeutin zurücktraue. Sie hat sich um mich gekümmert, und ich führe mich auf wie ein Teenager.«

Ich bewundere die Kraft der Patientin. Sie hatte keinen guten Start ins Leben, hat sich dann aber freigekämpft, konnte therapeutische Hilfe annehmen, sich auf eine feste Beziehung einlassen. Und dann entpuppt sich der Partner als Schönwetterliebhaber, die Mutter stirbt, und ihre Freundin, bei der sie Hilfe sucht, verrät sie. Ich muss an den Satz von Lessing denken: »Wer über gewisse Dinge den Verstand nicht verlieret, der hat keinen zu verlieren!«

In mir kristallisiert sich ein Plan. »Ich finde, Ihre Therapeutin hat gute Arbeit geleistet«, sage ich. »Und ich bin überzeugt, dass sie sich freuen würde, wenn Sie auch in dieser Krise wieder zu ihr kommen. Dann müssten Sie auch nicht alles neu aufrollen.« Die Patientin schüttelt energisch den Kopf. »Ich kann mich da nicht blicken lassen. Ich habe sie so enttäuscht. Wir haben so lange daran gearbeitet, dass ich mich auf Beziehungen einlasse und mich nicht in diese Fress-kotz-Welt zurückziehe. Und genau das habe ich gemacht!«

»Bitte überlegen Sie«, sage ich nachdrücklich. »Wenn Sie an der Stelle Ihrer Therapeutin wären, was wäre Ihnen lieber: sich selbst mit dem Problem der Patientin zu beschäftigen, das da aus vielen Gründen wieder aufgetaucht ist, oder zu hören, dass sie zu einem anderen Therapeuten gegangen ist?« »Aber glauben Sie denn, dass sie mich wieder nimmt, nachdem ich sie so enttäuscht habe?«

»Wenn ich mich in Ihre Therapeutin hineinversetze: Sie haben sie bestimmt nicht enttäuscht, Sie haben sehr viel gut gemacht, und niemand kann voraussehen, welche Belastungen auf uns zukommen und unsere Kräfte übersteigen. Machen wir es so: Wenn Ihre Therapeutin wirklich nichts von Ihnen wissen will, kommen Sie wieder. Im anderen Fall schicken Sie mir eine Nachricht. Okay?«

Die Nachricht kam: »Wir haben die alte Baustelle wieder aufgemacht und räumen gerade den Schutt weg.«

Wolfgang Schmidbauer

Engel sei Dank!

Manchmal versagen alle Behandlungskonzepte, und auch Therapeuten sind mit ihrem Latein am Ende: Was hilft, wenn nichts hilft?

Als junger Psychologe arbeitete ich in einer psychiatrischen Klinik. Und ich gebe es lieber gleich zu: Da war diese eine Patientin, nennen wir sie Frau G., bei der ich, gemessen an meinem Anspruch, völlig versagt hatte. Eine Frau mit schwersten Depressionen, und ich junger Kerl hatte mir vorgenommen, sie mit meinen therapeutischen Werkzeugen irgendwie zu heilen.

Sie galt seit Langem als unheilbar und litt bereits seit zwei Jahrzehnten unter stärksten Symptomen. Losgegangen war alles, als sie ihre wenige Monate alte Tochter völlig unerwartet über Nacht verlor. Der plötzliche Kindstod hatte zugeschlagen und ihr das Wertvollste genommen, was sie besaß. Massive Schuldgefühle ergriffen die Frau und ließen sie nicht mehr los, raubten ihr den Schlaf, die Lebensfreude und jeglichen Antrieb. Tiefster Seelenschmerz, Selbstmordfantasien und völliger Rückzug waren die Folge.

So kam es, dass sie einen großen Teil ihres Lebens mit Psychotherapien, Behandlungen in psychosomatischen Fachkliniken und Tageskliniken verbrachte. Die Jahre gingen ins Land und vieles um die Patientin herum veränderte sich. Was blieb, waren die Depression und die immer wiederkehrenden Behandlungsversuche. Eigentlich erwartete niemand mehr, dass sich daran noch einmal etwas ändern könnte. Der Stapel ihrer Behandlungsakten hatte eine beeindruckende Höhe.

Und jetzt war sie auf meiner Station gelandet. Ich war jung, gut ausgebildet, motiviert, frohen Mutes und krempelte im sprichwörtlichen Sinn die Ärmel hoch, um mich frisch ans psychotherapeutische Handwerk zu machen. Sie bekam von mir so ziemlich alles geboten, was die Kunst zu bieten hat. Vieles davon schien tatsächlich noch neu für sie zu sein. Wir arbeiteten an »dysfunktionalen Kognitionen«, vollzogen Entschuldungsrituale, beschäftigten uns mit inneren Anteilen, befragten das Unbewusste mittels Hypnose, aktivierten Ressourcen und versuchten es mit Genusstraining. Wir arbeiteten traumatische Erinnerungen auf, nahmen mehrgenerationale Perspektiven ein, suchten nach Sinn, arbeiteten an Akzeptanz – und wer weiß was noch alles. Ich verschlang reihenweise Fachbücher und tauschte mich mit zahlreichen Kollegen aus. Ich beschäftigte eine ganze Handvoll Supervisoren damit, mit mir den Fall und mein Vorgehen zu reflektieren. Aber es tat sich: nichts. Sie blieb genauso stockdepressiv, wie sie gekommen und wie sie es ihr halbes Leben lang gewesen war.

Offensichtlich waren also auch Therapeuten keine Zauberer – auch ich nicht. Anscheinend hielt man besser einen gewissen Abstand zu entsprechenden Allmachtsfantasien. Profis wie Patientinnen und Patienten sind gut beraten, Therapien nicht mit Erwartungen und Hoffnungen zu überfrachten – oder? Was aber ist eine Seelenheilkunde wert, die offenbar nichts bewirkt? Was taugen dann all die ausgefeilten Therapieschulen, die langjährigen Ausbildungen zum Psychotherapeuten und die beeindruckenden fachlichen Gedankengebäude?

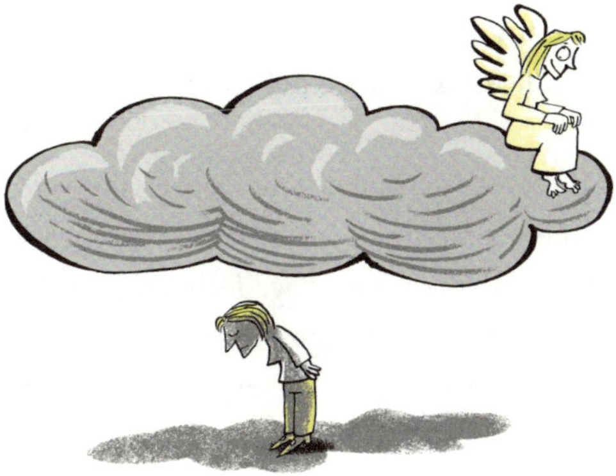

Doch dann das: Nach einem halben Jahr und endlosen Bemühungen kam Frau G. in mein Sprechzimmer und war wie ausgetauscht. Regelrecht beschwingt trat sie mir strahlend und mit bester Laune entgegen, ein Mensch mit Lebenskraft. Ihre vormals aschfahle Erscheinung hatte sich binnen kürzester Zeit verändert und in ein Freudenfest der Lebensbejahung gewandelt. »Sagen Sie … das ist ja … ähm … warum um alles in der Welt geht es Ihnen denn so gut?«, stammelte ich vor lauter Überraschung. Was dann kam, warf meine Idee davon, was Psychotherapie ist und wie sie funktioniert, komplett und nachhaltig über den Haufen: Vor lauter Schuldgefühlen habe sie wieder einmal nicht schlafen können. Einige Zeit nach Mitternacht sei sie dann aufgestanden und habe das Zimmer verlassen. Auf dem Flur sei ihr Nachtschwester Olga begegnet, man sei ins Gespräch über dies und das gekommen. Olga habe mit hartem russischem Akzent von ihrer Heimat erzählt. Und dann irgendetwas erwähnt in die Richtung, dass ja jeder Mensch eine Art persönlichen Engel habe und dass die Engel sich alle untereinander kennen würden und miteinander in Kontakt stünden und dass natürlich auch ihr Kind so einen Engel habe und, und, und. Ich kam da, ehrlich gesagt, gar nicht richtig mit. Das Fazit lautete auf jeden Fall: Alles gut. Kein Grund mehr für Schuldgefühle. Ende der Durchsage.

Die Engel hatten es gerichtet. Die Depression war weg. Und sie blieb es zu meinem Erstaunen auch. Was aber eben auch weg war, waren meine Gewissheiten über Psychotherapie. Wiederum wälzte ich zahllose Fachbücher, um mich zu vergewissern, nicht doch etwas übersehen zu haben. Aber der Dreh mit den osteuropäischen Engeln stand tatsächlich nirgends. Diese Lösung war aus fachlicher Sicht einfach nicht vorgesehen gewesen.

Häufiger, als man denkt, kommen hilfreiche Impulse nicht von Therapeutinnen und Therapeuten, sondern aus unerwarteter Richtung. Therapeuten haben kein Monopol auf wohltuende Worte, heilsame Erzählungen und den richtigen Kniff. Es lohnt sich, in vielerlei Richtung offen für das Neue zu bleiben. Vor lauter hirnschmalzzersetzender und schweißtreibender Sucherei nach *der* richtigen Lösung darf man nicht versäumen, die Offenheit für hilfreiche Impulse zu kultivieren.

Dabei geht es nicht um blinde Hoffnung, sondern die fortwährende Kultivierung der Neugier. Wichtig ist, dass ich verstehen will und meine Klientinnen und Klienten einlade, sich selbst mit Neugier zu begegnen. Sie kann sich in Form von Fragen zeigen, die Menschen sich selbstversöhnlich stellen: Wie gehe ich mit mir selbst um? Was mache ich hier eigentlich? Wie gehe ich meine Probleme und Symptome bisher an? Was davon funktioniert, was nicht? Was könnte ich stattdessen denken oder tun?

Psychotherapie ist keine Aneinanderkettung von Werkzeugen, die es in der richtigen Reihenfolge anzuwenden gilt. Im Kern ist Psychotherapie ein Beziehungsangebot. Therapeutinnen und Therapeuten laden ihre Klientinnen und Klienten ein, sich selbst besser zu behandeln. Und sie laden sie mit ihrem Interesse am Gegenüber ein, herauszufinden, wie das gehen könnte. Therapeuten können ihre Patienten ermutigen, Nichtfunktionierendes bleiben zu lassen, und sie dazu »verführen«, Neues zu wagen. Frau G. hatte das Neue gewagt. Sie hat sich auf Olgas Sicht der Dinge eingelassen.

Stefan Junker

Viten

Dr. med. Susanne Altmeyer ist Chefärztin der Klinik und Tagesklinik für Psychosomatische Medizin, Psychotraumatologie und EMDR im Gezeiten Haus Schloss Eichholz, Wesseling. Sie ist u. a. Autorin von »EMDR-Intensivtherapie«, Klett-Cotta 2024.

Dr. phil. Volkmar Baulig ist Diplom-Pädagoge, Förderlehrer und Gestalttherapeut mit zahlreichen Veröffentlichungen über den pädagogischen Umgang mit schwierigen Kindern, z. B. »Der Kinderwelttest«, Beltz Test 2006. Lehraufträge an fünf verschiedenen Hochschulen.

Wiltrud Brächter ist Kinder- und Jugendlichenpsychotherapeutin, systemische Therapeutin (SG) und Supervisorin in Köln. 2022 erschien »Einführung in die systemische Sandspieltherapie« bei Carl-Auer. geschichten-im-sand.de

Dr. Michael Broda, Diplom-Psychologe, ist Psych. Psychotherapeut, Supervisor und Lehrtherapeut in Verhaltenstherapie, Gründungsherausgeber der Zeitschrift »Psychotherapie im Dialog« sowie Mitherausgeber des Lehrbuchs »Praxis der Psychotherapie«, 6. Aufl., Thieme 2020.

Dr. med. Victor Chu, Diplom-Psychologe, ist Psychotherapeut und Tai-Chi-Lehrer und hat zahlreiche Bücher geschrieben, u. a. »Briefe an einen jungen Therapeuten«, Schattauer 2021. vchu.de

Dr. rer. biol. hum. Charlotte de Boer arbeitete im Projekt »I Can Change« der Medizinischen Hochschule Hannover. Sie promovierte zu Alteration pädophiler Täter im Hell- und Dunkelfeld. Derzeit ist sie als Psych. Psychotherapeutin in eigener Praxis tätig.

Anne Dullenkopf ist Diplom-Sozialpädagogin und derzeit im letzten Jahr ihrer Ausbildung am AKJP Heidelberg für analytische und tiefenpsychologische Psychotherapie für Kinder und Jugendliche. Sie war u. a. in der Beratung von sozialpädagogischen Familienwohngruppen tätig.

Dr. sc. hum. Angelika Eck ist Diplom-Psychologin und arbeitet in eigener Praxis in Karlsruhe im Bereich Paartherapie, Sexualtherapie und Psychotherapie. Sie ist als Supervisorin, Lehrtherapeutin und Vortragende tätig. 2016 erschien »Der erotische Raum« bei Carl Auer. angelikaeck.de

Gabriele Eßing ist Diplom-Psychologin und Psych. Psychotherapeutin in Berlin. Ihr Buch »Wie Psychotherapie bei körperlichen Erkrankungen wirkt« erschien 2023 bei Reinhardt. psychotherapie-am-schlachtensee.de

Dr. Eva Frank-Noyon ist Psych. Psychotherapeutin und in eigener Praxis tätig. Sie ist Mitgründerin der Schematherapie-Online-Akademie (STOA) und Mitautorin des Ratgebers »Passt doch. Paarkonflikte verstehen und lösen mit der Schematherapie«, Beltz 2022.

Prof. Dr. Wolfgang Hantel-Quitmann war Professor für Klinische Psychologie und Familienpsychologie an der HAW-Hamburg. Er schrieb mehrere Fachbücher zu Partnerschaft und Familie. Zuletzt: »Kafkas Kinder. Das Existenzielle in menschlichen Beziehungen verstehen«, Klett-Cotta 2021.

Dr. Burkhard Hofmann ist seit 1991 als Facharzt für psychotherapeutische Medizin und Psychosomatik in eigener Praxis in Hamburg-Harvestehude tätig. 2018 erschien im Droemer Verlag »Und Gott schuf die Angst. Ein Psychogramm der arabischen Seele«.

Prof. Dr. Rainer M. Holm-Hadulla ist Professor an der Universität Heidelberg, Facharzt für Psychiatrie, Psychosomatische Medizin und Psychotherapie. Wissenschaftliche und praktische Schwerpunkte sind Beratung, Psychotherapie und Kreativität. Zuletzt erschien »Die kreative Bewältigung von Verzweiflung, Hass und Gewalt«, Psychosozial 2023. holm-hadulla.com

Dr. Stefan Junker ist Psych. Psychotherapeut, Lehrtherapeut am Helm-Stierlin-Institut in Heidelberg, Gründer der Online-Selbsthilfe-Plattform couch:now und der Mental-Health-App »Harmony« sowie Autor von »Krise – Hirn an« (2018). doktorjunker.de

Uwe Kazenmaier ist Stationsleiter der Sozialtherapeutischen Anstalt in der JVA Tegel in Berlin und betreut dort als Gefängnispsychologe inhaftierte Schwerkriminelle.

Karoline Klemke, Diplom-Psychologin, arbeitet als Psych. Psychotherapeutin in eigener Praxis in Berlin und ist als forensische Gutachterin tätig. 2023 erschien bei dtv ihr autofiktionales Buch »Totmannalarm«.

Andreas Knuf ist Psych. Psychotherapeut mit Praxis in Konstanz sowie Supervisor und in der Fort- und Weiterbildung tätig. Er ist Autor zahlreicher Sachbücher, u. a. »Ruhe da oben! Der Weg zu einem gelassenen Geist«, Arbor 2022. andreas-knuf.de

Sandra Knümann ist Naturtherapeutin, Diplom-Pädagogin (Fachrichtung Erwachsenenbildung) in Eitorf und leitet die Psychologische Akademie für Naturtherapie. Sie schrieb »Naturtherapie. Mit Naturerfahrungen Beratung und Psychotherapie bereichern«, Beltz 2019. pan-praxis.de

Dr. Sandra Konrad ist Diplom-Psychologin und systemische Einzel-, Paar- und Familientherapeutin in privater Praxis in Hamburg. Sie ist Sachbuchautorin, u. a. »Nicht ohne meine Eltern. Wie gesunde Ablösung all unsere Beziehungen verbessert«, Piper 2023.

Thorsten Padberg, M. A., Diplom-Psychologe, arbeitet als Psych. Psychotherapeut in eigener Praxis in Berlin. Zuletzt erschien von ihm das Buch »Die Depressions-Falle. Wie wir Menschen helfen, statt sie für krank zu erklären« bei S. Fischer 2021. www.thorsten-padberg.info

Dr. Dipl. päd. Sarah Pohl ist systemische Paar- und Familienberaterin, Heilpraktikerin für Psychotherapie, Leitung der Beratungsstelle ZEBRA/BW in Freiburg und Autorin einiger Ratgeber. Zuletzt erschien ihr Buch »Zwischen den Welten«, V&R 2023. sarahruth-pohl.wixsite.com/website

Dr. Ibrahim Rüschoff ist Psychiater und Psychotherapeut sowie Autor und Fachreferent zur psychosozialen Versorgung von Muslimen. 2021 gab er mit Paul Kaplick im Psychosozial Verlag heraus:

»Islamintegrierte Therapie und Beratung. Professionelle Zugänge zur Arbeit mit Menschen muslimischen Glaubens«.

Roger Schaller arbeitet als Psychotherapeut in eigener Praxis in Biel (Schweiz). Er ist Autor von Fachbüchern und Artikeln zu Rollenspiel und Psychodrama. Er ist Mitbegründer der Psychodrama-Plattform: psychodrama.world

Dr. phil. Wolfgang Schmidbauer, Diplom-Psychologe, gründete 1972 mit Kollegen ein Institut für analytische Gruppendynamik und Familientherapie, wenig später die Münchner Arbeitsgemeinschaft für Psychoanalyse. 1977 prägte er in dem Bestseller »Die hilflosen Helfer« den Begriff des Helfersyndroms. Heute arbeitet er als Autor und Psychoanalytiker in eigener Praxis in München.

Yasemin Soytas ist Diplom-Psychologin und Psychotherapeutin mit eigener Praxis für Tiefenpsychologie und Psychoanalyse in Bonn. Sie arbeitet zudem als Dozentin, Supervisorin, beauftragte Lehranalytikerin sowie Gastautorin und betreibt den Psychotherapie-Blog: neuesvondercouch.de

Stefanie Stahl ist Diplom-Psychologin, approbierte Psychotherapeutin mit Privatpraxis in Trier. Sie schrieb seit 2005 14 Sachbücher, inkl. dem Mega-Bestseller »Das Kind in dir muss Heimat finden« (Kailash), übersetzt in über 30 Sprachen. Keynote Speakerin, Podcast Host. stefaniestahlakademie.de

Björn Süfke ist als Diplom-Psychologe tätig in der man-o-mann männerberatung Bielefeld. Er ist Autor, z. B. von »Männerseelen«, Patmos 2008, und hält Vorträge zu verschiedensten Männerthemen. bjoernsuefke.de

Verena Volp, Psych. Psychotherapeutin, arbeitet seit über 30 Jahren in eigener Praxis. Sie ist Yogalehrerin sowie Seniorpartnerin der Psychotherapeutischen Gemeinschaftspraxis am Halleschen Tor in Berlin.

Matthias Wengenroth, Diplom-Psychologe, ist Psychotherapeut in eigener Praxis (vor Ort in Solingen und online). Als Autor schrieb er u.a. »Das Leben annehmen. So hilft die Akzeptanz- und Commitmenttherapie«, Hogrefe 2016. daslebenannehmen.de